COMPTE-RENDU

DES OBSERVATIONS

FAITES

A L'HÔTEL-DIEU DE LYON,

Depuis le 1.er octobre 1819 jusqu'au 1.er octobre 1822.

A LYON,

DE L'IMPRIMERIE DE Z. DURAND.

M DCCC XXIII.

COMPTE-RENDU

DES OBSERVATIONS

FAITES

A L'HÔTEL-DIEU DE LYON,

PENDANT TROIS ANNÉES,

(Depuis le 1.er octobre 1819 jusqu'au 1.er octobre 1822.)

PAR LES MÉDECINS DE CET HÔPITAL,

LU EN SÉANCE PUBLIQUE, LE 15 JANVIER 1823;

PAR M. TROLLIET,

DOYEN DES MÉDECINS DE L'HÔTEL-DIEU, MEMBRE DE PLUSIEURS SOCIÉTÉS SAVANTES.

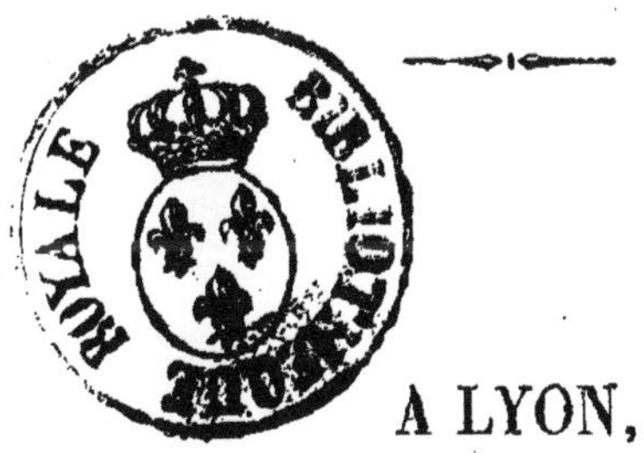

A LYON,

DE L'IMPR. DE DURAND, SUCC. DE BALLANCHE,

Hôtel de Malte, rue du Plat, n.° 15.

1823.

COMPTE-RENDU

DES OBSERVATIONS

FAITES

A L'HÔTEL-DIEU DE LYON,

PENDANT TROIS ANNÉES.

Les systèmes changent,
l'observation reste.

MESSIEURS,

APPELÉ à vous présenter le tableau des maladies qui ont atteint trente-cinq mille individus confiés à nos soins, pendant les trois années qui viennent de s'écouler, je ne puis placer dans le cadre étroit d'un discours que quelques traits des observations les plus importantes que nous avons faites.

Si un Compte-Rendu devait répéter comme un miroir fidèle tous les faits utiles à la science, et les erreurs qui se glissent dans les grandes institutions, nous vous offririons un travail tout à la fois avantageux à la médecine, et aux malades que leur triste destinée appelle à peupler nos hôpitaux.

Vous n'attendez pas de moi un semblable travail, bien que j'eusse été jaloux de vous le présenter. Les moyens de l'accomplir ne sont pas en mon pouvoir.

Le discours dont le soin m'est confié eût été plus digne de votre attention, si celui de nos collègues qui m'a précédé, n'eût eu quelque motif de préférer le calme de la retraite au titre de premier Médecin de l'un des grands hôpitaux de France, et si ma plume découragée n'eût trop souvent échappé de mes mains.

Ici, je crois vous entendre, Messieurs, demander si la médecine de l'Hôtel-Dieu jouit encore, comme au temps des Rast, des Labruyère, des Colomb, des Vitet et des Gilibert, de toute la faveur que rappellent ces noms distingués. Ce n'est pas le moment de répondre à une telle question; seulement, je dois dire qu'alors une juste célébrité en médecine était le fruit de profondes méditations et d'une longue expérience. Les leçons de cette expérience profitable aux malades, n'étaient point perdues pour les jeunes médecins; la chirurgie ne brillait pas d'un moindre éclat.

Quels que soient les caprices des temps, la confusion des deux branches de l'art de guérir n'est pas moins nuisible à la science, et aux malades que la douleur accable, que leur séparation complète. Sans doute, le médecin qui ignorerait la chirurgie, serait aussi dangereux que le chirurgien qui n'aurait pas consacré des années à l'étude de la médecine; mais l'homme se familiarise davantage avec celle de ces deux branches qui est l'objet de ses travaux habituels; et la médecine embrasse un champ trop vaste pour qu'il soit facile de le parcourir en peu d'années.

Son étude n'est point devenue plus facile; d'immenses travaux ont été ajoutés aux travaux accumulés par les siècles; de nouvelles théories ont succédé aux anciennes, et auront probablement comme elles, une durée passagère; nos bibliothèques, accrues d'un grand nombre de volumes, sont plus longues à parcourir, et de simples efforts de mémoire ne peuvent remplacer d'utiles méditations.

En ce jour, c'est avec le privilége de l'ancienneté et après avoir professé tour-à-tour l'anatomie, la physiologie et la médecine, que je viens vous rendre compte de nos observations. Heureux si ces titres me donnent quelques droits à votre attention.

PREMIÈRE PARTIE.

CAUSES GÉNÉRALES DES MALADIES.

L'exposition des maladies qui ont régné à l'Hôtel-Dieu serait incomplète, si nous ne jetions un coup-d'œil rapide sur les causes générales qui les ont produites, et sur les moyens qui ont contribué à leur guérison ou à leur terminaison funeste. Parmi les causes des maladies, il en est de permanentes; l'influence du climat est de ce nombre.

CONSIDÉRATIONS TOPOGRAPHIQUES.

Lyon, placé au 45.me degré de latitude et dans une zone tempérée, semble unir les contrées méridionales et chaudes aux contrées septentrionales et froides. Sa température, douce quand l'atmosphère est calme, varie de 8 à 10 degrés, selon que le vent apporte les chaleurs du midi, ou le froid du nord; cette différence est plus grande pendant l'hiver.

Située dans une contrée fertile et industrieuse, que baigne au couchant la mer athlantique, le vent d'ouest qui traverse cette vaste mer arrive sur notre ville, chargé d'une humidité qui communément se résout en pluie. Au matin, le beau ciel d'Italie semble rendre plus pur le vent d'est qui souffle plus rarement, et qui est le plus sain des vents qui règnent à Lyon.

Le voisinage des Alpes et du Jura, dont les sommets couronnés de neige pendant une grande partie de l'année, augmentent le froid des vents du nord, nous expose à des variations de température, plus marquées que dans la plupart des autres provinces de France.

Entouré de pleines fertiles, de coteaux bien cultivés, de montagnes élevées et de contrées marécageuses, Lyon reçoit chaque année, des provinces qui l'avoisinent et qui l'approvisionnent sans cesse, un grand nombre d'habitans, comme si cette grande cité recélait dans son sein quelque cause de dépopulation.

C'est ainsi que sa population, qui s'élève à 140,000 ames, s'est accrue de 28,000 dans l'espace de quatre ans. On peut y ajouter celle des faubourgs, qui est de 18,000 ames.

Le plus grand nombre des habitans de cette

ville essentiellement manufacturière, est adonné à la fabrication des étoffes de soie; il forme deux classes; l'une, laborieuse et presque misérable, fabrique les étoffes; l'autre, plus fortunée, s'enrichit des spéculations faites sur le produit du travail de la classe ouvrière, qui, semblable aux abeilles de Virgile, ne travaille point pour elle; *sic vos non vobis*.

La classe ouvrière et malheureuse donne à l'Hôtel-Dieu le quart des malades que ce vaste hôpital reçoit; le nombre augmente lorsqu'elle manque de travail, et pendant les froids rigoureux. La température douce de l'hiver dernier diminua le nombre des maladies, et le commerce, plus actif qu'il ne l'est maintenant, fournissait aux besoins des ouvriers.

Une partie des habitans de Lyon, placée sur la pente de deux coteaux situés au nord et à l'ouest, respire un air sec et pur; elle est moins sujette aux maladies.

La plus grande partie de la ville est basse; placée entre le Rhône dont le cours est rapide, et la Saône qui, après avoir versé dans son sein les productions d'une province fertile qu'elle arrose, se jette dans le fleuve au pied de ses murs.

Si le cours de ces deux grandes rivières contribue à assainir l'atmosphère pendant l'été, d'épais brouillards les couvrent dans l'automne et dans l'hiver, et se répandent sur la ville, qu'ils enveloppent; alors règnent les affections catarrhales, auxquelles peu de personnes peuvent se soustraire.

Les quartiers les plus populeux sont aussi les plus malsains. Les maisons sont élevées, les rues étroites, humides, mal percées, et le soleil les éclaire à peine; les allées sont obscures, les cours sombres, et la propreté est loin d'y être maintenue. Les ouvriers qui y sont entassés, privés de l'influence du soleil et de l'exercice, se reconnaissent aisément à leur teint pâle, comme étiolé, à leurs traits altérés, à leur démarche incertaine, et au faible développement de leur corps; leurs enfans sont la plupart scrofuleux. C'est aux malades de cette classe que conviendraient dans un hôpital, des cours vastes et bien exposées à l'action du soleil, tempérée par l'ombre de quelques arbres: et si le professeur de la nouvelle doctrine était chargé de leur traitement, il ne les soumettrait ni à de nombreuses évacuations sanguines, ni à une diète sévère.

Il était donc nécessaire qu'un hôpital fût

établi près de tant de causes d'insalubrité ; en cela l'homme imitateur d'une nature bienfaisante, a placé le remède près du mal.

D'autres quartiers moins insalubres sont percés de rues plus larges et mieux alignées ; elles paraissent étroites, cependant, par la grande élévation des maisons qui ont communément quatre étages, souvent cinq, et quelquefois six. Une bonne police de salubrité devrait-elle permettre une aussi grande élévation des habitations ? elle est un obstacle à la libre circulation de l'air ; elle prive les habitans de l'heureuse influence des rayons du soleil, et rend les rues sombres et humides.

La plupart des enfans y sont atteints d'engorgemens scrofuleux, les adultes sujets aux rhumatismes, les vieillards aux catarrhes habituels, et les femmes à la leucorrhée.

Une atmosphère humide, chargée de sombres vapeurs, et altérée par les émanations des boucheries et des nombreux ateliers de teinture et de chapellerie, forme constamment un nuage épais qui plane sur la ville, et qu'à la campagne on aperçoit de loin. Cet air impur que respirent tous les habitans, et que l'habitude empêche d'apercevoir, est surtout préjudiciable aux personnes dont la respiration est difficile.

Les habitans riches semblent fuir cet air impur, dans la belle saison, et c'est à la campagne ou sur les coteaux voisins, que sont situées les nombreuses pensions dans lesquelles les enfans ont le double avantage de respirer un air pur, et de jouir des bienfaits de l'exercice.

Quelques places peu spacieuses en général, et plus encore les quais qui bordent les rivières et offrent de belles promenades, contribuent à assainir la ville en favorisant la libre circulation de l'air.

Les médecins ont remarqué que le quai du Rhône, plus exposé au vent du nord, est nuisible aux personnes délicates qui l'habitent, tandis que les bords de la Saône leur sont salutaires. La plaine des Broteaux que le Rhône sépare de la ville, et qu'il couvre quelquefois de ses eaux, offre pendant l'été de grandes et utiles promenades ; mais l'humidité fraîche qui y règne dans les soirées d'automne et après les grandes inondations, expose les personnes qui s'y promènent avec de légers vêtemens, aux catarrhes, aux fluxions et aux rhumatismes.

Les professions établissent encore une grande

différence dans la santé des habitans de Lyon. Ceux qui mènent une vie active, et dont la nourriture est meilleure, ont une constitution plus forte, qui résiste davantage aux diverses causes d'insalubrité.

Tel est l'effet de l'éducation et d'une vie active, qu'elles seules établissent la différence que nous apercevons entre le corps robuste d'un porte-faix, dont les formes sont largement développées, et la constitution délicate de l'homme riche qui repose sur le duvet ses organes sensibles ; ou encore l'ouvrier malheureux qui pâlit près de son métier, privé des effets salutaires de l'exercice, d'un air pur et de la lumière du soleil.

Il est d'autres causes qui exercent une puissante influence sur la santé des habitans d'une grande ville ; telles sont les passions et les habitudes. Mais les considérations nombreuses qu'elles pourraient faire naître, m'entraîneraient au-delà des limites de mon travail.

Après avoir indiqué les causes générales des maladies, je dois jeter un coup-d'œil rapide sur les moyens généraux de traitement.

L'Hôtel-Dieu est placé dans la partie de la ville la plus basse, entre le quartier le plus populeux et le Rhône. Si, d'une part, il reçoit des émanations susceptibles d'en altérer l'air, de l'autre, il trouve des moyens de salubrité dans le fleuve dont le cours rapide entraîne ses immondices. HÔTEL-DIEU.

Ce monument, dont une longue façade décorée de colonnes fait admirer le génie du célèbre Souflot, laisse regretter que le talent de l'architecte n'ait point été dirigé par les connaissances d'hygiène publique, nécessaires dans la disposition d'un hôpital.

On y voit, en effet, des salles immenses où les malades sont exposés au froid rigoureux de l'hiver, des cours étroites embarrassées de bâtimens, et dans lesquelles les convalescens ne peuvent se livrer à l'exercice qui leur est salutaire, des égoûts mal construits qui retiennent les immondices, et laissent exhaler pendant l'été une odeur fétide, qui se répand dans les cours et sur le quai qui l'avoisine.

Ainsi l'architecte, tout occupé de sa gloire, semble avoir trop oublié les malades.

Il serait à désirer que dans la construction qui s'opère dans ce moment, l'administration

de Lyon, il m'exprima sa surprise de voir co chés dans la même salle des hommes et d femmes ; il ne croyait pas que la surveillan établie, et qui est insuffisante pendant la nui dût empêcher les inconvéniens qui peuvent résulter. L'administration paraît désirer que cet communication cesse d'exister.

Est-il facile de remédier à tant d'inconvénier Oui, sans doute, nous avons vu à l'hôpital Turin, d'aussi grandes salles isolées par simples cloisons boisées ou vitrées. De sembl bles cloisons pourraient être aisément placé à l'extrémité de chaque rang, près du pe dôme ; alors la contagion ne s'étendrait plus l'un à l'autre, le repos de tous les malades serait point troublé par les cris d'un seul, d poêles et des tuyaux de chaleur établiraient u douce température ; et de leur lit, les malad n'apercevraient plus les lits où sont couchés d personnes d'un sexe différent.

Les malades de toutes les contrées et tous les états sont accueillis à l'Hôtel-Dieu ; y reçoivent les soins que la nature de leur m ladie exige, excepté ceux qui sont atteints galle, de dartres, ou de folie. Cet utile établ sement est d'une ressource aussi précieuse a

départemens voisins qu'aux habitans c
Les voyageurs pauvres y trouvent
asile pendant deux jours, et l'on doi
compte dans le calcul proportionnel c
des morts.

Avant d'être inscrits sur les registres
Dieu, les malades qui se présentent s
par un élève de la maison, qui, selon l
maladie, les envoie dans les salles de
ou de chirurgie. Il serait important
visite, qui était faite autrefois par
gien gagnant maîtrise sous l'inspe
médecin, ne fût jamais confiée à un
n'aurait point encore fait de service
différentes salles de l'hôpital. Le n
malades serait moins grand, parce q
ceptions seraient moins faciles. Le bie
lades se trouverait uni à l'intérêt de
Ainsi, dans les notes qui m'ont été r
mes collègues, il est des exemples
étranglées, devenues mortelles par
d'une seule nuit dans les salles de r
l'instant de l'opération était passé.

Les malades reçus dans les salles
cine sont confiés à nos soins. Il serait
qu'après leur visite, les médecins e

conférence avec l'administrateur de service, sur les remarques utiles qu'ils ont pu faire.

La petite chirurgie y est faite par les élèves dont le choix, étranger à la médecine, laisse à regretter qu'ils n'aient pas toujours été exercés, dans les salles de chirurgie, à la pratique de la saignée, à l'application des cautères, des sétons et des moxa, et à l'ouverture des abcès. S'il est avantageux pour l'instruction des élèves que l'ordre de leurs études ne soit point interverti, cet avantage n'est pas moins grand pour les malades. Ces réflexions peuvent nous dispenser de citer les faits qui les ont motivées.

Le service des salles est confié à des sœurs hospitalières.

Quelques améliorations ont été faites dans le régime par l'Administration ; et nous n'avons plus à déplorer les funestes effets des alimens que le public apportait aux malades, et dont on les gorgeait en secret.

La distribution des médicamens faite par la sœur maîtresse, trop occupée par tous les détails de sa salle, serait peut-être plus exacte si elle était confiée, sous sa surveillance, à une sœur intelligente, qui en serait spécialement chargée.

Le nombre des malades traités à l'Hôtel-Dieu pendant les trois années qui nous occupent, est de 47,634; 35,329 l'ont été dans les salles de médecine, 12,037 dans les salles de chirurgie. 268 teigneux ont été traités par une méthode empirique, dans une salle étrangère à la médecine et à la chirurgie.

7,364 militaires, reçus pendant ces trois années, sont compris dans ce nombre.

Total des morts, 4,971 : à peu près un sur dix.

Pendant chaque mois de ces trois années, le nombre des malades existant dans les salles a varié de 900 à 1,100, et le nombre des malades reçus par mois de 1,000 à 1,600.

L'influence des saisons et de la température a le plus contribué à faire varier ce nombre.

Pendant l'hiver dernier, qui a été si remarquable par sa douce température [1], et durant

[1] Si l'hiver de 1822 et l'automne qui l'a précédé ont répandu sur la terre une douce température, favorable aux êtres qui la couvrent, le ciel a, pendant ce temps, offert un concours de phénomènes qui se présentent à peine une fois pendant la durée d'un siècle. Les plus brillantes planètes, arrivées à ce point de leur orbite qui les rapproche le plus de la terre, l'ont éclairée de telle manière que nous n'avons point eu de nuit obscure. Météorologie.

Tandis que Vénus brillait à l'occident, Jupiter, qui semblait régner dans le ciel par la vivacité de sa lumière, était lequel les ouvriers ont été constamment occupés, les malades reçus à l'Hôtel-Dieu ont été moins nombreux que dans tous les autres trimestres. Ils le furent davantage pendant l'hiver précédent, dont la température avait été moins douce ; plus encore dans l'hiver de 1820, qui

en conjonction avec Saturne dans la constellation du Bélier; Mars, placé près de l'œil du Taureau, lançait sa lumière de feu non loin de la belle coustellation d'Orion et de Syrius, la plus brillante des étoiles.

Le concours de ces quatre grandes planètes rapprochées de la terre, a sans doute influé sur la température douce qui a diminué le nombre de nos malades; quoique cette influence ne puisse être calculée, elle est exercée d'une manière évidente par la lumière dont ces astres frappent nos yeux, et par l'attraction qui produit la perturbation qu'ils éprouvent dans leur cours.

Une seule nuit fut troublée par des phénomènes météorologiques qu'aucun de nous n'avait encore eu l'occasion de voir. On se rappelle la nuit du 24 au 25 décembre, si remarquable par un abaissement extraordinaire du baromètre, par le tonnerre, les éclairs continuels, la grêle et une affreuse tempête qui ravagea, durant cette nuit, les contrées méridionales de l'Europe.

Ainsi, une grande masse d'électricité, accumulée dans les régions supérieures de l'atmosphère, comme si elle eût été dans un état de tension par le voisinage de quelque grand conducteur, se précipita en quelques heures vers la terre, avec des explosions bruyantes qui se succédaient sans interruption.

S'il était vrai que ces phénomènes fussent produits par le voisinage des astres, ils ne se présenteraient plus à nos yeux, quelque longue que puisse être notre existence. Jupiter et Mars, dans leur course rapide, atteindront plus d'une fois Saturne ; mais notre siècle ne verra pas ces astres réunis dans le point de leur orbite le plus rapproché de la terre.

fut assez rigoureux pour couvrir la Saône de glaces épaisses, qui à leur départ firent de si grands ravages.

Les étés les plus chauds et les plus secs ont donné le plus de malades; ainsi nous en avons eu un plus grand nombre pendant le dernier que pendant ceux qui l'ont précédé. Une semblable remarque avait fixé l'attention des médecins pendant l'été brûlant de 1818.

Le printemps qui succéda à l'hiver rigoureux de 1820, a présenté plus de malades que ceux qui l'ont suivi.

L'automne est de toutes les saisons celle qui nous en a donné le moins; elle n'est redoutable que pour les vieillards.

Ainsi, plus une saison s'éloigne, par le froid ou par la chaleur, d'une température modérée, plus elle cause de maladies.

Les maladies ayant un cours plus rapide au printemps et dans l'été, le mouvement a dû être plus grand dans ces deux saisons.

Ici se termine la première partie de notre travail, celle qui a pour objet l'examen des causes générales qui ont contribué au développement des maladies, et des moyens généraux qui ont eu une grande part dans leur traitement. Nous allons parcourir successivement leurs divers ordres, et présenter quelques observations que nous avons recueillies.

DEUXIÈME PARTIE.

OBSERVATIONS SUR LES MALADIES.

DANS l'exposition que je vais faire des nombreuses maladies qui se sont offertes à notre attention, je n'aurai d'autre guide que l'observation. Que sont, en effet, les systèmes qui se sont renversés tour-à-tour depuis deux mille ans ? des illusions qui ne laissent d'autre souvenir que celui des erreurs passagères ; des idoles encensées par les esprits prévenus et enchaînés, et que le temps brise sans exception. Les échos monotones de toutes ces doctrines rentrent dans le silence éternel.

Laisserons-nous asservir notre pensée par une doctrine nouvelle, proclamée comme la vérité du siècle ? elle ne date que de quelques jours ; qu'elle se soumette aux épreuves du temps, elle subira la loi commune.

L'expérience, *rerum magistra*, fruit du

temps et de l'étude, a seule posé les bases inébranlables de la science. Laissons parler les faits ; repoussons toute théorie qui n'en serait pas la conséquence rigoureuse, et n'admettons une classification que comme moyen de présenter avec ordre nos observations.

FIÈVRES.

Sans nous arrêter à une question tant agitée de nos jours, relative à l'existence des fièvres essentielles, question que chaque médecin croit résolue dans son sens, et qui se réduira à une simple dispute de mots, nous allons examiner dabord les fièvres continues, ensuite les fièvres intermittentes. Cet ordre admis par l'illustre nosologiste français, avait été adopté par Bichat, notre maître et notre ami, dans les leçons de médecine qu'il allait commencer, lorsqu'une mort prématurée priva la science du génie qui venait de l'établir sur des principes plus certains.

Fièvres inflammatoires.

Les médecins observateurs ont tracé avec exactitude les caractères de la fièvre inflammatoire, tandis que les médecins systématiques ont émis des opinions diverses sur sa nature. Ils l'ont considérée tantôt comme l'effet d'une inflammation du sang, tantôt comme celui d'une irritation des vaisseaux, selon l'influence exercée par l'humorisme ou par le solidisme; et récemment ils l'ont confondue avec l'inflammation de l'estomac et des intestins.

L'observation dépouillée de toute idée systématique, dévoile sinon sa nature, du moins le siége de cette maladie. Les causes qui la produisent, les signes qui la caractérisent, sa terminaison ordinaire et son traitement, démontrent qu'elle est l'effet d'un trouble de la circulation.

C'est au printemps que nous avons vu le plus ordinairement la fièvre inflammatoire se développer; c'est aussi au printemps de la vie, dans l'adolescence, qu'elle s'est montrée le plus souvent. Le tempérament sanguin, l'usage des alimens très-nourrissans, les exercices violens, le passage d'une vie active à une vie sédentaire, et la suppression des évacuations sanguines en ont été les causes ordinaires.

Les symptômes que nous avons constamment observés et les plus saillans, sont la coloration de la peau, la fréquence et l'élévation du pouls; les battemens réitérés et développés du cœur, les hémorragies, une chaleur douce et halitueuse, et un trouble plus léger dans les autres fonctions que dans celle de la circulation.

Les fonctions de l'estomac étaient troublées comme celles du cerveau, des muscles, etc. L'irritation de l'estomac a quelquefois produit cette fièvre, mais l'irritation des autres organes l'a produite aussi ; c'est ainsi qu'elle succède aux grandes opérations et à la plupart des phlegmasies ; les congestions qui l'ont accompagnée étaient encore un trouble de la circulation.

La sueur et surtout les hémorragies ont été ses modes de terminaison, c'est par elles que la nature en a le plus souvent opéré la guérison ; en sorte que l'on peut établir, d'après l'observation, que les évacuations sanguines (opérées par les moyens de l'art) sont inutiles dans le plus grand nombre de cas.

Mais lorqu'un organe devenait le siége d'une congestion sanguine, nous avons vu la saignée au bras détruire la congestion, et toujours plus promptement que l'application des sangsues.

Nous avons remarqué que les phlegmasies qui compliquent la fièvre inflammatoire, sont plutôt l'effet d'un afflux de sang dans l'organe affecté, que celui d'une grande irritation ; il y a ordinairement plus de gêne dans la fonction troublée, dans la respiration, par exemple, que de douleur dans l'organe. Dans les phlegmasies qui compliquaient les fièvres bilieuses et les fièvres muqueuses, l'irritation, au contraire, semblait dominer; aussi cédaient-elles moins promptement à la saignée que dans les fièvres inflammatoires.

Qu'il me soit permis de rappeler à l'appui de cette remarque, l'exemple de l'un de nos amis qui ont honoré la chirurgie de l'Hôtel-Dieu, du docteur Bouchet. Vers la fin du premier septenaire d'une fièvre inflammatoire, les signes d'une hémorragie nasale se montrèrent avec beaucoup de force; tout-à-coup ils disparurent. Aussitôt la poitrine devint le siége d'une congestion telle que la respiration se faisait avec peine; la suffocation augmentait, elle devint imminente, lorsque effrayés de cet accroissement rapide, nous délibérâmes, les docteurs Baumers, Pichard et moi, que la saignée devait être faite sans retard; nous fîmes successivement deux saignées au bras : à mesure que le sang coulait, la respiration devenait plus facile, et notre ami semblait rappelé à la vie; il put respirer librement après une abondante évacuation sanguine qui fit disparaître la congestion.

Cette congestion était donc plutôt le résultat de l'afflux du sang, que celui d'une irritation de l'organe de la respiration.

Les poumons, le cerveau et le pharinx ont été le siége le plus ordinaire de ces congestions sanguines; notre collègue, le docteur Sénac, nous a communiqué plusieurs observations de fièvre inflammatoire compliquée d'angine, guérie par le traitement antiphlogistique.

Les moyens propres à tempérer l'activité de la circulation ont constamment triomphé de la fièvre inflammatoire.

Fièvres gastriques.

Il n'est pas de maladie qui se soit offerte plus fréquemment à notre observation que les affections gastriques, sous leurs formes variées; endémiques dans nos salles, pendant toute la durée des chaleurs, il est peu de malades qu'elles n'attaignent et dont elles ne prolongent le séjour; tel est l'effet inévitable de l'air qu'ils y respirent, qu'avant d'avoir éprouvé l'action salutaire des remèdes employés contre un premier mal, ils en ont déjà contracté un second; celui-ci n'est pas toujours l'ennemi le moins dangereux à combattre.

Deux causes multiplient les affections gastriques dans notre hôpital : les chaleurs de l'été, et le grand nombre de personnes réunies dans une même salle.

On ne saurait nier l'influence des saisons chaudes sur la sécrétion de la bile ; vainement voudrait-on expliquer cette abondante sécrétion par l'action synergique d'un estomac irrité ; nous avons vu de telles irritations dans les saisons froides, elles n'ont point produit les vomissemens verdâtres, les diarrhées bilieuses, et la teinte ictérique que font si constamment naître les chaleurs. Une prédisposition constitutionnelle n'offrirait pas une explication plus heureuse, puisqu'elle n'épargne aucun tempérament dans nos salles pendant l'été, et que, dans les tempéramens bilieux, cette abondante sécrétion de bile est rare dans les saisons froides.

La réunion d'un grand nombre de malades est une seconde cause de la fréquence de la fièvre gastrique, aussi est-elle souvent appelée fièvre d'hôpital par les opérateurs, qui redoutent avec raison ses effets dangereux; c'est dans la fréquence de cette maladie susceptible de dégénérer en typhus, que l'on a puisé de forts argumens contre les grands hôpitaux.

Pour la prévenir, on a recommandé l'isolement des salles, l'éloignement des lits, les lavages répétés pendant les chaleurs, les ventilateurs et les cours spacieuses et bien aérées.

La constitution bilieuse a été plus forte et plus longue cette année que dans le cours des années précédentes. Les chaleurs excessives du printemps ont hâté son développement, elle s'est maintenue pendant une partie de l'automne.

Le choléra-morbus s'est montré plus fréquemment sous l'influence d'un soleil brûlant et d'une sécheresse prolongée.

Le traitement des fièvres gastriques n'a point été uniforme dans nos salles ; dans quelques-unes, on a provoqué plus souvent le vomissement ; dans d'autres, on a employé les évacuations sanguines abondantes, et une diète plus sévère ; il en est où l'on s'est borné à l'emploi des boissons délayantes et acides. Si, libre de toute théorie, nous ne consultons que les faits, nous sommes obligé d'avouer que le traitement par les évacuations sanguines abondantes, a obtenu le moins de succès.

Dans les cas où la fièvre était plus inflammatoire, nous avons eu à nous louer de la saignée au bras, plus que de l'application des sangsues.

Nous avons aussi renouvelé une importante

observation de Baglivi, trop oubliée peut-être. Les vésicatoires et les rubéfians employés dans la période d'irritation, nous ont toujours paru augmenter le mouvement fébrile.

Au second septénaire, la fièvre bilieuse a quelquefois dégénéré en fièvre ataxique, malgré les évacuations sanguines abondantes.

Fièvres muqueuses.

Le froid et l'humidité qui font cesser les fièvres bilieuses, font naître les fièvres muqueuses; elles règnent dans nos salles pendant l'automne et dans l'hiver. La situation basse de la ville, le voisinage de deux rivières qui chargent l'atmosphère d'humidité, des rues étroites et humides que le soleil ne dessèche point, rendent la fièvre muqueuse endémique à Lyon, pendant la plus grande partie de l'année; elle atteint communément les enfans, les vieillards et les adultes dont la constitution est affaiblie. Nous l'avons observée bien moins souvent dans cette partie de la population qui respire l'air sec des coteaux voisins, que parmi les ouvriers qui habitent les quartiers bas et humides.

Sa marche est lente, et elle nous a paru se maintenir à l'hôpital, par la cause qui la produit; la première condition pour sa guérison est donc une température douce et sans humidité. Peut-être un jour parviendra-t-on à opposer une barrière au froid et à l'humidité qui pénètrent les grandes salles de l'Hôtel-Dieu; alors on aura beaucoup fait pour hâter la guérison de cette maladie.

Cette fièvre, que nous avons vue simple dans tous ses degrés, s'est présentée à notre observation, liée à une foule de complications qui la rendent dangereuse et que nous ne pourrions vous rapporter sans abuser de votre patience; nous dirons seulement que le docteur Sénac a observé la fièvre muqueuse fréquemment compliquée de vers chez les femmes et les enfans, dans l'automne de 1821.

Son traitement a différé de celui des fièvres bilieuses et des fièvres inflammatoires; nous n'avons point soumis à une diète aussi sévère les enfans qui ne la supportent pas, les vieillards qui ne peuvent recouvrer les forces qu'ils perdent, et les ouvriers malheureux, affaiblis par le défaut de nourriture. Les évacuations sanguines n'ont été employées qu'avec réserve et dans diverses complications. Les vésicatoires et les rubéfians ont eu plus de succès dans cette fièvre, dont l'irritation est moins vivement développée, que dans la fièvre bilieuse, et les toniques ont été donnés avec avantage, après la période d'irritation.

Il existe dans les fièvres bilieuses et dans les fièvres muqueuses une irritation que nous considérons avec l'auteur de la nouvelle doctrine, avec le professeur Broussais, comme le point de départ de leurs symptômes; mais tout porte à croire qu'elle est de nature différente; ces fièvres se développent sous l'influence de causes opposées, celles qui produisent la seconde font cesser la première; elles diffèrent encore par leurs symptômes, par leur marche et par leur traitement. Une classification qui confondrait des différences aussi essentielles, ne serait-elle pas contraire à l'observation? Autant vaudrait-il confondre les phlegmasies cutanées, puisque l'irritation existe sur un seul organe.

Fièvres ataxiques.

L'irritation, dont l'estomac et les intestins sont le siége dans les fièvres que nous venons de parcourir, s'est souvent étendue au cerveau de manière à faire naître la fièvre ataxique. Nous avons vu encore cette fièvre ataxique se lier à l'irritation inflammatoire de plusieurs autres organes, plus ordinairement à la péripneumonie.

Souvent, à la suite de violentes commotions à la tête et de vives affections morales, le cerveau s'est affecté primitivement, et les symptômes ataxiques ont dominé au début de la maladie ; alors le trouble des organes de la vie animale s'est étendu aux fonctions de la vie organique.

Une grande altération dans les fonctions du cerveau, des organes des sens, des nerfs et des muscles, nous a offert les caractères principaux de cette fièvre; ensuite, tout devenait irrégulier dans l'influence que le cerveau exerçait sur les autres organes.

Dans les malades qui ont succombé rapidement, l'autopsie ne nous a laissé apercevoir aucune trace de maladie ; mais dans ceux que la mort a enlevés plus tard, les vaisseaux de la pie-mère gorgés de sang, son tissu infiltré, les épanchemens séreux dans les ventricules, nous confirmaient l'idée que le cerveau est le siége principal de la fièvre ataxique.

Cette fièvre, que nous avons observée sous des formes nombreuses, est tantôt primitive, tantôt secondaire. Cette dernière variété a été quelquefois indépendante d'une violente irritation. Dans la salle des militaires, le 28 et le 29 juillet, jours où l'atmosphère était chargée d'électricité, le docteur Polinière a vu l'irritation déserter les membranes muqueuses-gastriques, pour se transporter brusquement sur la pulpe nerveuse cérébrale et ses enveloppes, chez plusieurs individus atteints de gastro-entérite. Dans l'un de ces exemples l'autopsie ne lui a fait découvrir aucune trace de maladie. Notre collègue pense que le trouble profond, produit dans le système nerveux par le fluide électrique dont l'atmosphère était surchargée, a anéanti le principe de vie, avant que des altérations organiques aient eu le temps de se former.

Lorsque la maladie était secondaire, nous l'avons traitée avec succès, en combattant l'irritation de l'organe primitivement affecté en même temps que celle du cerveau. Le docteur Pointe nous a communiqué des observations, dans lesquelles les sangsues appliquées sur l'abdomen et à la tête, les boissons adoucissantes, les applications émollientes sur le ventre, et les excitans cutanés, ont opéré la guérison. Dans les cas où la fièvre présentait un caractère inflammatoire, le docteur Polinière a obtenu cette heureuse terminaison par les évacuations sanguines abondantes et réitérées.

Nous l'avons vue se présenter à son début, avec un état de faiblesse qui s'est opposé au succès de la méthode antiphlogistique. Un homme adulte, bien constitué, entra dans la salle St-Jean, atteint d'une fièvre ataxique primitive. Malgré la faiblesse du pouls, et cédant à la doctrine du jour, nous employâmes d'abord la méthode calmante; mais, voyant le pouls s'affaiblir davantage, nous fîmes administrer le quinquina, qui le releva aussitôt et diminua le délire. Nous continuâmes l'emploi de ce remède, à haute dose, uni à d'autres moyens excitans; nous eûmes la satisfaction de guérir notre malade en peu de jours.

Le docteur David a observé la fièvre lente nerveuse d'Huxham; il l'a guérie par le traitement que conseille ce médecin célèbre.

Fièvres adynamiques.

On ne sera point étonné que sur 35,000 malades que nous avons traités, pendant les trois dernières années, dans nos salles de médecine, nous ayons eu d'assez nombreuses occasions d'observer la fièvre adynamique.

C'est encore dans le trouble des fonctions du cerveau, et de celles des autres organes de la vie animale, que nous avons trouvé les symptômes qui la caractérisent, tels que l'obtusion des sens, l'anéantissement des facultés intellectuelles, une insensibilité générale et la prostration des forces musculaires. Quelles fonctions pourraient rester intactes au milieu d'un tel désordre ? Aussi, celles de la vie organique étaient-elles plus ou moins altérées.

Est-ce donc encore dans le cerveau que réside la cause de la fièvre adynamique? ne serait-elle qu'une variété de la fièvre ataxique? Comme celle-ci, elle survient vers la fin ou après le premier septenaire des autres irritations violentes, plus ordinairement de celles de l'estomac et des intestins; comme elle, elle peut être primitive, indépendante de toute autre irritation; c'est ainsi que plusieurs vieillards dont le cerveau s'était affaibli d'une manière remarquable, nous l'ont présentée.

L'un de nos collègues, le docteur Bellay, a observé deux fois la fièvre adynamique sous le type de fièvre intermittente tierce, sur deux pionniers âgés l'un de 45 ans, l'autre de 46. Voici quels en étaient les caractères : « Prostration complète des forces ; decubitus en supination ; visage hâve ; conjonctives ternes, roussâtres ; les lèvres et les dents couvertes d'un limon brun, mi-sec, adhérent ; la langue vacillante, enduite d'une matière poisseuse, brune, épaisse ; facultés mentales

» obtuses ; léger météorisme ; pouls modéré-
» ment accéléré, mou, résistant peu à la pres-
» sion du doigt ; déjections alvines nulles ;
» urines rares ; les accès constitués du frisson,
» de la chaleur, de la sueur, et d'un accrois-
» sement de tous les phénomènes de l'adyna-
» mie, et de plus, d'une rêvasserie continuelle,
» se terminaient au bout de douze heures.
» Le quinquina en substance, administré à la
» chute des accès, en a complétement, assez
» promptement et très-heureusement triom-
» phé. »

Comment expliquer ces faits d'une manière satisfaisante, par la théorie d'une irritation vive et permanente de l'estomac et des intestins? Ici, l'irritation cessait aisément après chaque accès.

Lorsqu'une irritation violente existait à l'épigastre, ou dans quelque autre organe, la fièvre adynamique a été combattue avec succès par les évacuations sanguines, les boissons délayantes, et l'emploi des rubéfians ou des vésicatoires. Les toniques, administrés intérieurement, ont réussi lorsque l'irritation avait été réprimée, et chez les vieillards qui ne présentaient aucun signe d'irritation gastro-intestinale. Un sexagénaire a été traité deux fois avec succès d'une fièvre adynamique semblable, par l'emploi de médicamens toniques.

Si le siége de la fièvre adynamique paraît être le même que celui de la fièvre ataxique, son traitement diffère peu de celui qui convient à cette dernière fièvre; nous en exceptons les cas dans lesquels celle-ci présente un grand développement de la sensibilité.

Typhus. Le typhus sporadique se confond avec les deux maladies précédentes. C'est pendant l'été que nous l'avons observé dans nos salles. Il ne nous a offert aucune considération particulière.

Nous n'avons point vu à l'Hôtel-Dieu le typhus contagieux, depuis le passage des soldats prisonniers qui en furent atteints à la Commanderie de St-Georges. Il n'a pas même existé dans nos salles, lorsque dans deux invasions elles furent encombrées de soldats étrangers.

Mais serait-il vrai, comme on l'a prétendu, que le typhus ne fût point contagieux? Qu'on me permette à cet égard de courtes réflexions, dictées par l'expérience.

Cette maladie, de laquelle nous fûmes atteint nous-même, fit d'affreux ravages à l'armée d'Italie, après la malheureuse retraite de Schérer. Elle se transmettait de ville en ville par les soldats qui fuyaient en désordre. Je l'ai vue communiquée au quartier-maître d'une demi-brigade dont la chirurgie m'était confiée, et à un commissaire des guerres moins heureux, qui, comme lui, recevait les militaires isolés. Je l'ai vue encore communiquée à une femme qui soignait un jeune homme, quoiqu'il se fût éloigné du foyer où un grand nombre de personnes l'avaient contractée ; elle succomba.

Dans les exemples que je viens de citer, la contagion n'a pu se confondre avec l'infection. La question ne pourrait donc être douteuse pour nous, si déjà elle n'avait été résolue par les médecins observateurs.

Probablement la fièvre jaune, qui n'en diffère que par des phénomènes qu'elle emprunte des climats chauds, est aussi tantôt sporadique, tantôt épidémique et tantôt contagieuse. Ce dernier caractère est mis en évidence par les faits si bien détaillés que nous a transmis notre illustre ami le docteur Bailly.

FIÈVRES INTERMITTENTES.

Fièvres tierces.

Chaque saison a ses maladies. Le printemps qui diminue le nombre des affections muqueuses, ramène les fièvres intermittentes ; elles sont tierces, et revêtent le caractère inflammatoire, ainsi que Pringle l'avait observé. Les hémorragies les terminent quelquefois. Un jeune homme atteint de fièvre tierce eut, au déclin du quatrième accès, une épistaxis qui fit perdre cinq livres de sang ; l'accès ne reparut point.

Plus fréquente vers la fin du printemps et pendant l'été, la fièvre tierce prenait alors le caractère bilieux. L'été dernier nous en a donné un très-grand nombre ; elle atteignait plus ordinairement les adultes livrés aux travaux pénibles de la campagne et exposés à l'ardeur du soleil.

Ce n'était point dans la violence de l'accès, temps où l'irritation gastro-intestinale est à son plus haut degré, que l'évacuation abondante de bile se faisait, mais à son invasion. Or, il est naturel de penser que puisque cette sécrétion n'est pas la suite de l'irritation de l'estomac, elle ne peut en être l'effet.

La fièvre tierce disparaissait lorsqu'elle était légère, par l'emploi des boissons acidulées ; plus forte, elle cédait aux amers indigènes, plus constamment à la potion stibio-opiacée du docteur Peisson, plus promptement encore à de légères doses de sulfate de quinine. Nous l'avons vue disparaître après un vomitif donné plusieurs heures avant l'accès.

Le mois d'août et le mois de septembre nous amènent toutes les années un grand nombre de personnes affectées de fièvre quarte. Elles viennent des contrées marécageuses du Dauphiné, des bords de la Loire, et surtout de la Bresse, dont les habitans sont aisés à reconnaître à leur faiblesse et à leur visage de couleur terreuse. Fièvres quartes.

Les phénomènes de cette fièvre n'étaient point ceux de la fièvre tierce. Lorsque, guidé par la seule observation, nous cherchions à découvrir le siége de la fièvre quarte, nous ne pouvions y parvenir. Les fonctions digestives ne nous ont point paru plus troublées que celles du cerveau et du système nerveux; l'appétit reparaît après l'accès comme dans l'état de santé, et les alimens sont aussi bien digérés. L'engorgement de la rate, qui ne se montre qu'après un temps long, ne prouve pas plus qu'elle a son siége dans ce viscère, que les infiltrations qu'elle cause ne prouvent qu'elle réside dans le tissu cellulaire.

Le siége de cette maladie, lorsqu'elle est simple, la cause du retour périodique des accès, et le mode d'action du remède spécifique, échappent à l'observation. Pour la classer, les nosologistes n'ont-ils pas exagéré l'irritation intestinale?

Cette fièvre dépeuple chaque année la Bresse. Cette contrée deviendrait probablement l'une des plus fertiles et des plus peuplées, si l'on forçait, dans l'intérêt général, les propriétaires à dessécher les nombreux étangs qui infectent l'air.

Les accès qui se prolongent pendant toute la durée de l'automne, cessent quelquefois pendant le froid de l'hiver, pour reparaître légèrement au printemps. Les hydropisies et les engorgemens du ventre terminent ordinairement la triste et courte carrière des Bressans, abandonnés aux effets de la fièvre.

Ils ont souvent recours à des moyens dangereux pour en arrêter le cours. Quatre hommes occupés à battre du blé dans une ferme placée auprès du marais des Echecs, en furent atteints le même jour, et vinrent à l'Hôtel-Dieu; deux avaient pris en une seule fois, l'un une pinte d'eau-de-vie, le second une demi-pinte; les accès disparurent; mais ils éprouvèrent une inflammation de l'estomac et des intestins, qui se maintint long-temps. Ils avaient échangé leur maladie.

Plusieurs fois nous l'avons vue disparaître dans le cours d'une maladie aiguë. Un jeune Bressan fut guéri de la fièvre quarte par la petite vérole qu'il contracta dans la salle du petit dôme.

La fièvre quarte résiste beaucoup plus aux remèdes fébrifuges que la fièvre tierce ; le quinquina est le seul qui triomphe des fièvres les plus rebelles.

Pendant les deux dernières années nous avons employé avec un succès sans exception, le sulfate de quinine dont nous avons introduit nous-même la préparation à l'Hôtel-Dieu, selon le procédé de M. Robiquet ; ce remède héroïque, dû aux travaux de M. Pelletier, et aux observations de M. Double, est l'une des plus précieuses découvertes de notre siècle.

Nous l'avons fait administrer à plus de deux cents malades, et voici le résultat de nos observations particulières : 1.° toujours donné sous un petit volume, il peut être aisément pris, dans une cuillerée de sirop, ou mieux dans une hostie qui masque son amertume ; 2.° à la dose de deux grains, il n'a produit, le plus souvent, aucune sensation dans l'estomac ; à la dose de trois ou quatre grains, il a causé une sensation de chaleur faiblement douloureuse, pendant une ou deux heures ; nous l'avons dissipée aisément, en faisant prendre un peu de limonade ;

dans quelques cas rares il a fait naître des nausées : ces effets ont été prévenus par une faible dose d'un sirop opiacé, alors les estomacs irritables le supportent facilement; 3.° il n'a troublé, d'une manière sensible, ni les sécrétions, ni les autres fonctions, et il a augmenté l'appétit; 4.° nous l'avons donné depuis deux grains jusqu'à douze, à doses brisées; quelques médecins l'ont administré à plus haute dose; deux grains nous ont suffi pour arrêter entièrement une fièvre larvée qui reparaissait chaque jour, sous la forme d'une ophtalmie excessivement douloureuse; les fièvres les plus rebelles cessent au bout de peu de jours, par l'emploi du sulfate de quinine; 5.° donné dans les fièvres rémittentes, il arrête les symptômes que l'accès ramène, mais il est ordinairement sans effet sur ceux qui persistent pendant la rémission; nous avons arrêté par le sulfate de quinine, les symptômes souvent mortels des fièvres rémittentes insidieuses; 6.° nous l'avons uni à la magnésie, alors il a produit des selles sans que l'effet fébrifuge ait été diminué.

Nous pensons que l'expérience a suffisamment éclairé les médecins sur les vertus de ce précieux remède.

Les fièvres rémittentes et intermittentes quotidiennes, que l'automne rend plus nombreuses, et les fièvres intermittentes insidieuses, ont été fréquemment observées dans cet hôpital ; elles ont été avantageusement traitées par le sulfate de quinine, et par les moyens que réclament les irritations qui les accompagnent.

Ici, Messieurs, se termine l'examen des fièvres que nous avons observées par milliers, s'il est permis de le dire. Si nous avons cherché à tirer quelques conséquences de ces nombreuses observations, c'est qu'aucune classe de maladies n'a plus besoin d'être éclairée par l'expérience, soit pour applanir les difficultés que présente leur étude, soit pour apprécier les théories si différentes qu'on a émises à leur égard.

PHLEGMASIES

L'examen des phlegmasies n'offre pas les mêmes difficultés, depuis la belle classification du professeur Pinel. Cette classification, dont personne n'a contesté les avantages, est, à notre avis, le plus grand pas que les médecins aient fait de nos jours, vers la connaissance des maladies ; car rien n'a plus contribué à éclairer l'histoire des inflammations, que leur étude dans toutes les parties d'un même système d'organes ; c'est dans cet ordre que nous allons les parcourir.

Phlegmasies cutanées.

Les phlegmasies cutanées qui se sont présentées en plus grand nombre, sont : l'érysipèle, la variole, la rougeole, la scarlatine et l'éruption miliaire.

Variole.

C'est à la variole que se rattachent les considérations les plus importantes ; j'ai dit avec quelle facilité et avec quelle fréquence elle se communique, j'en ai cité des exemples.

C'est dans la classe aveuglée par l'ignorance et les préjugés, que cette maladie multiplie ses victimes ; si dans la société on la rencontre rarement, on peut encore l'étudier à l'Hôtel-Dieu, où elle se présente dans tous ses degrés et liée à une multitude de complications. Elle laisse fréquemment après elle des dépôts sous-cutanés, quelquefois nombreux, qui ont une marche lente.

L'administration des hospices, convaincue de l'importance d'empêcher la contagion, a arrêté plusieurs mesures à cet égard ; elle a décidé que les personnes atteintes de variole ne seraient point reçues à l'Hôtel-Dieu : cette précaution sage était insuffisante. C'est pendant la fièvre qui précède l'éruption que les malades se présentent ; il n'existe point encore de signe caractéristique, et l'éruption se fait lorsque le malade est introduit dans la salle. L'administration arrêta alors, qu'une salle isolée serait affectée aux varioleux; mais le malade ne pouvait y être transporté que lorsque l'air était infecté; cette mesure utile cependant, a été suspendue par le défaut de local, une partie étant occupée par de nouvelles constructions.

Les médecins ont plusieurs fois tenté de vacciner les enfans apportés à l'hôpital, mais dans une seule salle le vaccin ne peut être entretenu, il manque bientôt. Le moyen le plus avantageux, peut-être, serait de charger une seule personne de vacciner tous les enfans apportés dans la semaine, sous l'inspection d'un médecin; alors le vaccin serait toujours maintenu; on répandrait dans une classe malheureuse le bienfait de la vaccine.

Lorsqu'une épidémie se développe, les médecins de l'Hôtel-Dieu en sont bientôt avertis. Pendant l'été dernier, une épidémie de fièvre scarlatine des plus fortes et des plus meurtrières, régnait dans une partie de la France, le département du Rhône ne fut point épargné; un grand nombre de jeunes personnes furent transportées à l'Hôtel-Dieu; les quatre enfans d'une même famille en furent affectés, trois avaient succombé, lorsqu'une petite fille, qui était la dernière, fut apportée dans notre salle ; sa maladie fut grave et la convalescence longue. Nous fûmes assez heureux pour rendre à des parens désolés cet enfant, l'unique soutien peut-être de leurs vieux jours.

L'anasarque suit fréquemment la scarlatine, comme la suppuration du tissu cellulaire suit la variole confluente, et comme la rougeole dispose à la phthisie.

Teigne. Je ne vous parlerais point de la salle des teigneux, si je n'y étais ramené par quelques-uns de nos malades dont on m'a imposé la tâche honorable de vous entretenir ; cette salle mystérieuse, selon l'expression juste du docteur Mermet, recèle un reste d'empirisme qui semble s'y être retranché pour se soustraire aux regards de la médecine. N'ayant d'autre guide que cet empirisme aveugle, les sœurs qui dirigent exclusivement le traitement, sont exposées à confondre une éruption simple avec une dépuration salutaire, qui devient mortelle, si elle n'est respectée ; elles soumettent, sans exception, les enfans affectés de la teigne à la seule application douloureuse de la calotte. Il n'en est pas de même ici, que dans les salles de chirurgie, où d'habiles opérateurs savent s'abstenir d'une opération, quand il peut en résulter un plus grand mal.

Un jeune garçon sortit de la salle des teigneux, guéri en apparence; bientôt il vint expirer dans nos rangs, après avoir éprouvé les douleurs aiguës d'une hydrocéphale interne.

Un second eut le ventre tuméfié et les glandes du mésentère désorganisées par la suppuration; il succomba dans le marasme d'une fièvre hectique. La teigne qui n'était point un simple mal local, avait été répercutée.

Une jeune fille, également sortie récemment de la salle des teigneux, entra dans nos rangs, atteinte d'une phthisie qui laissait peu d'espérance; elle avait été vainement soumise à un traitement méthodique et à l'action des vésicatoires; nous tentâmes de nouveau l'emploi d'un vésicatoire, mais largement appliqué sur la tête, où avait existé la teigne répercutée. Nous fûmes heureusement surpris de voir les poumons délivrés, comme par enchantement, par l'action de ce remède.

Ainsi la teigne, liée à un vice intérieur et répercutée, a porté ses effets mortels sur le cerveau, sur le poumon et sur le mésentère.

On ne peut qu'applaudir aux intentions d'une administration qui a permis la publication de ces faits dans un compte-rendu ; elles annoncent le désir de faire disparaître la source du mal. Nous aurions méconnu ces intentions, si nous nous étions abstenu d'y répondre, par un coupable silence.

Les personnes affectées de maladies chroniques de la peau, telles que la gale et les dartres, ne sont point admises à l'Hôtel-Dieu; mais fréquemment elles s'y glissent en secret. Les pauvres atteints de ces maladies, jouissent maintenant des avantages des bains de vapeur, grâces aux arrangemens que l'administration a pris avec le docteur Rapou, dont on connaît l'utile établissement.

PHLEGMASIES DES MEMBRANES MUQUEUSES.

Nous n'avons pas eu de maladies plus fréquentes à traiter que les phlegmasies des membranes muqueuses, dont nous allons maintenant vous entretenir.

Les ophtalmies chroniques et l'angine ont été nombreuses ; les premières sont un effet fort ordinaire de l'influence d'une atmosphère humide et malsaine, soit qu'elles atteignent les vieillards, soit qu'elles affectent les enfans entachés du vice scrofuleux.

L'angine qui s'est offerte fréquemment à notre observation, nous a présenté un fait bien remarquable; il nous a été communiqué par le docteur Dupuy. Angine.

Un garçon chapelier, âgé de 24 ans, avait avalé, deux ans avant son entrée à l'Hôtel-Dieu, une verrée d'eau forte. Il échappa aux premiers accidens, qui se développèrent avec violence; mais il conserva au pharinx et à l'œsophage, une inflammation qui ne lui permit pendant long-temps d'avaler que du lait et de l'eau. La déglutition devint impossible, et le lait ne put être porté dans l'estomac qu'à la faveur d'une grosse sonde. Un plus grand resserrement de l'œsophage ne permit plus à la sonde de pénétrer. C'est dans cet état que le malade se présenta dans la salle de M. Dupuy, le 18 mai dernier. L'impossibilité d'introduire des alimens dans l'estomac fit recourir aux lavemens nutritifs de bouillon. Ce malheureux ouvrier, tourmenté par une faim qui ne pouvait être appaisée, était d'une maigreur extrême et agité par une fièvre violente; ses yeux étaient enfoncés, sa langue rouge, son ventre contracté; il avait un hoquet continuel. Enfin, le 28, cet infortuné jeune homme mourut de faim, dans Oblitération de l'œsophage.

les angoisses les plus vives, et les crispations les plus douloureuses de l'estomac.

L'ouverture du cadavre montra une oblitération complète de la partie inférieure de l'œsophage, dans l'étendue de quatre pouces. L'estomac était légèrement phlogosé.

Angine trachéale.

L'inflammation isolée de la première partie des voies aériennes a été fort rare. La femme d'un militaire, qu'une angine trachéale rendait sujette à des suffocations depuis plusieurs mois, et qui avait d'ailleurs l'apparence d'une forte santé, succomba dans nos rangs presque immédiatement après s'être exposée à la pluie et s'être livrée à des écarts de régime. La respiration sifflante et laborieuse, la voix altérée, la douleur du col et l'expuition d'une mucosité abondante, ne laissaient aucun doute sur la nature de sa maladie. A l'ouverture du corps, toute l'étendue de la trachée-artère et des bronches était rouge ; la membrane muqueuse était épaissie, un mucus puriforme remplissait ces conduits ; les poumons étaient sains.

Catarrhe pulmonaire.

L'automne, qui ramène le froid et les brouillards, amène aussi dans nos salles un très-grand nombre de catarrhes pulmonaires, qui y règnent jusqu'au printemps; ils ont été plus nombreux pendant le froid plus rigoureux des deux premières années. Si le catarrhe pulmonaire termine la carrière d'un grand nombre de vieillards, il n'épargne aucun âge lorsque l'atmosphère est froide et humide. Il n'est pas sans danger dans cet hôpital, pour les personnes d'un âge peu avancé. Trop souvent nous l'avons vu se renouveler et s'accroître sous l'influence des causes qui le produisent, et dégénérer en phthisie mortelle. Nous ne répèterons point les réflexions que nous avons émises sur la nécessité de détruire le froid meurtrier de nos salles, qui rend mortelles des maladies légères.

Gastrite.

Les phlegmasies de la membrane muqueuse qui revêt l'intérieur des voies digestives, se sont présentées en très-grand nombre pendant les trois dernières années. M. Levrat nous a transmis un exemple de gastrite extrêmement aiguë; elle eut pour cause l'acide sulfurique, donné par mégarde à un homme pour un petit verre d'eau-de-vie. Cette inflammation violente fut traitée heureusement par les boissons gommées et huileuses, par la magnésie, et par les antiphlogistiques employés avec énergie.

La gastrite a aussi affecté une marche chronique. Nous devons au docteur Senac l'observation d'une gastrite chronique, dont le diagnostic était fort douteux, survenue à une femme de vingt ans, qui avait été sujette à des hémorragies nasales abondantes. La douleur de l'estomac et la rougeur de la langue étaient unies à des battemens très-forts du cœur et des artères carotides, à une céphalalgie susorbitaire, à l'insomnie, et à la difficulté de respirer. Les bains et les saignées n'avaient apporté aucun soulagement à la malade. Le docteur Senac la guérit, en la soumettant à une diète rigoureuse, à l'eau d'orge, et à deux applications de vingt-cinq sangsues sur l'épigastre.

S'il est vrai que l'auteur d'un violent purgatif, ou plutôt d'un poison généralement répandu, ait acquis une fortune immense, on peut dire de lui que jamais empoisonneur ne sut mieux son métier. Ce purgatif violent, qui a guéri quelques personnes, a fait une infinité de victimes. Tel est le charme qu'il attache à la coupe fatale, que les personnes qui l'ont goûté veulent en prendre encore. Parmi les nombreux exemples de ses effets funestes, observés dans cet hôpital, nous nous bornerons à citer le suivant. Un faiseur de bas, d'une forte constitution, fut apporté à l'Hôtel-Dieu sans connaissance; il expira le soir même. Nous apprîmes de sa femme qu'étant légèrement incommodé, il avait cédé aux conseils d'un ami officieux, et qu'il avait pris la veille le remède de Leroy. Son corps fut ouvert; on trouva dans l'estomac et dans les intestins les traces de l'inflammation violente qui suit l'action ordinaire des poisons irritans. La plupart de ces victimes n'ont succombé qu'après avoir traîné pendant plusieurs mois, dans le marasme, leur faible existence.

L'inflammation des intestins ne nous a présenté aucune considération nouvelle. Elle est quelquefois accompagnée de tympanite; le docteur Polinière en a guéri une de cette nature, par le dégorgement sanguin des veines hémorroïdales, par les émolliens et par les bains. Entérite.

La dyssenterie a été plus fréquente dans les étés chauds et humides, et dans les années pendant lesquelles les fruits ont été rares; ce qui s'accorde peu avec un préjugé populaire. Le docteur Polinière a employé avec avantage dans cette inflammation, les sangsues appliquées dans les régions épigastrique et iliaque, l'extrait gommeux d'opium porté jusqu'à la dose de huit grains, et le laudanum ajouté aux lavemens émolliens.

Les diarrhées, qui ont été bilieuses dans le cours de l'été, ont été fréquemment muqueuses ou séreuses dans d'autres saisons. Plusieurs fois nous avons eu occasion d'apercevoir l'ulcération de l'iléon, à la suite des diarrhées chroniques.

Catarrhe de la vessie.

La membrane muqueuse de la vessie a été aussi le siége d'une inflammation chronique. C'est sur les hommes adultes et sur les vieillards que nous avons observé cette maladie, dont la marche a toujours été lente.

PHLEGMASIES DES MEMBRANES SÉREUSES.

Pleurésie.

Aucune des phlegmasies des membranes séreuses n'a été plus fréquente que la pleurésie.

C'est vers la fin de l'hiver et au printemps, lorsque le vent du nord était froid, que nous avons observé les pleurésies les plus fortes et les plus nombreuses. Le vent du midi, qui a régné pendant toute la durée de l'année dernière, les a rendues plus rares que pendant les deux années précédentes.

Les personnes dont le corps était mouillé de sueur après un travail actif, ou un exercice violent, et qui s'exposaient au froid, étaient saisies d'une douleur de côté, qui rendait la respiration difficile; elle s'accompagnait de symptômes d'autant plus nombreux, que l'inflammation de la plèvre était plus violente. Nous avons vérifié la justesse des aphorismes d'Hyppocrate, qui signalent comme dangereuses la pleurésie pendant laquelle la péripneumonie survient, et celle dans laquelle il y a du délire.

Notre expérience nous a encore appris à nous méfier de l'inflammation de la plèvre, qui ne se termine pas par une résolution franche. Elle est d'autant plus à redouter, qu'un épanchement mortel se masque sous des symptômes légers. C'est dans des cas semblables que nous avons trouvé la poitrine remplie d'un fluide séropurulent, la plèvre rouge, épaissie, et largement détruite par la suppuration, de telle manière, que les muscles intercostaux étaient comme disséqués. La plèvre pulmonaire rarement ulcérée, semblait protéger les poumons; cette désorganisation avait presque toujours lieu à la plèvre costale, comme si la nature eût tenté un dernier effort pour entraîner au-dehors le fluide dont la présence est mortelle.

La pleurésie latente, si bien décrite par Baglivi et par Stoll, a été observée plusieurs fois. Plus difficile à reconnaître que la variété précédente, parce que des symptômes violens n'ont pas signalé son invasion, elle n'offre pas moins de danger. Une pleurésie de ce genre a été guérie par le docteur David. Une petite saignée, huit sangsues successivement appliquées sur le côté, les boissons émulsionnées et le petit-lait nitré furent employés.

La pleurésie est une maladie tellement fréquente, que nous en avons trouvé des traces dans la plupart des cadavres que nous avons ouverts.

Péritonite. La membrane séreuse de l'abdomen est moins sujette à être enflammée. C'est après une péritonite chronique que nous avons vu une hernie étranglée de la vésicule du fiel, maladie dont nous ne connaissions pas d'exemple. Un homme adulte, qui languissait depuis plusieurs mois, à la suite de douleurs abdominales, entra dans la salle de Lazare. Il se plaignait d'un état de malaise dans l'abdomen, ses digestions étaient quelquefois troublées; il avait une fièvre légère, son visage était pâle, ses traits exprimaient l'inquiétude; tout-à-coup l'abdomen devient douloureux, un peu tendu; le malade se plaint de douleurs au pubis et dans le pénis, pendant l'émission des urines; il est enlevé par une mort prompte. A l'ouverture du cadavre, nous trouvâmes l'épiploon gastro-colique blanc, épaissi, adhérent à la face inférieure du foie et aux parties voisines, traces évidentes d'une ancienne inflammation. La vésicule du fiel distendue s'était formé une cavité dans l'épiploon ; son sommet étranglé dans cette cavité digitale, était gangréné, et percé d'ouvertures par lesquelles la bile s'était épanchée dans l'abdomen. La cavité abdominale contenait environ deux pintes de sérosité sanguinolente jaunâtre ; le péritoine était enflammé et couvert d'une couche albumineuse, plus abondante sur la vessie dont la membrane muqueuse était ulcérée. Le même sujet nous offrit encore de petits abcès dans l'épaisseur des muscles des membres, au nombre de dix et de la grosseur d'une noisette ; les fibres musculaires étaient détruites, comme rongées.

C'est dans les salles de femmes que nous avons observé le plus grand nombre de péritonites. Les grands troubles de la circulation, chez l'homme, existent ordinairement dans la poitrine ; mais, chez les femmes, c'est le plus souvent dans l'abdomen qu'ils ont lieu, soit par la suppression du flux périodique, soit par les désordres qui suivent l'accouchement. Ces désordres causent souvent la péritonite puerpérale. Nous avons vu à la suite de cette dangereuse maladie, la masse intestinale adhérer dans toutes ses parties par une fausse membrane plus ou moins filamenteuse, recouvrant d'une manière inégale la surface séreuse enflammée. On sent combien une telle inflammation doit rendre douloureux le frottement des intestins lorsqu'ils se contractent.

Frénésie. La frénésie a atteint le plus fréquemment les adultes bien constitués, à la suite de violentes affections morales et de l'abus des liqueurs spiritueuses.

Parmi les nombreux exemples de guérison que nous avons obtenue, je me bornerai à indiquer celui d'une femme qui a été traitée par le docteur Senac. Les boissons acidulées, les synapismes aux membres inférieurs, la saignée au bras, l'application des sangsues au col, la glace appliquée sur la tête, et les lavemens émolliens, furent les moyens mis en usage.

Péricardite. La péricardite ne s'est pas toujours montrée accompagnée de la douleur aiguë, de la défaillance, et du trouble de la circulation qui la caractérisent lorsqu'elle est aiguë.

Une péricardite latente s'est plusieurs fois présentée à notre observation. Les signes étaient infiniment obscurs, la douleur était à peine sensible ; le pouls un peu prompt s'écartait à peine de l'état naturel ; il n'existait qu'un malaise dans la région précordiale et un peu de faiblesse. Nous aurions considéré cette maladie comme légère et facile à détruire, si l'expérience ne nous eût appris qu'elle est mortelle. A l'ouverture du corps, nous avons vu le péricarde un peu distendu, contenant un fluide albumineux; la membrane séreuse rouge comme la lie de vin, épaissie, couverte inégalement d'une fausse membrane, et quelquefois ulcérée, détruite dans une partie de son étendue. La substance du cœur paraissait un peu ramollie, et se déchirait aisément.

L'irritation, qui n'altère point l'organisation des membranes séreuses, peut accroître l'exhalation du fluide qui lubrifie leur surface libre, et produire l'hydropisie. Hydropisie.

Une multitude d'hydropisies se sont liées aux maladies organiques ; elles étaient incurables, puisque leur cause était sans remède. On peut juger quel a dû être le nombre des maladies organiques qui les ont déterminées, sur 35,000 malades traités dans nos salles de médecine pendant ces trois années. Alors le médecin n'était que le triste spectateur de l'accomplissement des lois de la nature.

Plus heureux dans l'hydropisie essentielle, le triomphe que nous avons obtenu a été l'effet évident des moyens dont la puissance nous a été dévoilée par l'observation, et nous pourrions compter un grand nombre de guérisons d'hydropisie de l'abdomen et d'hydropisie de poitrine. Le docteur Ozanam en a guéri huit, pendant le seul premier trimestre de l'année qui vient de s'écouler.

Le traitement n'a point été le même dans tous les cas. Un remède unique est toujours une arme meurtrière placée dans les mains d'un aveugle empirisme.

Les hydropisies de l'abdomen qui avaient succédé à une irritation douloureuse, à une légère phlegmasie de la membrane séreuse, ont cédé à la saignée, aux boissons délayantes et aux diurétiques doux. C'est par un traitement semblable que nous avons guéri deux jeunes filles couchées dans la même salle, dans deux lits voisins. Nous avons toujours vu, dans des cas semblables, les symptômes s'exaspérer par l'effet des purgatifs hydragogues.

Il n'en est pas de même chez les vieillards ou chez les personnes affaiblies par quelque cause débilitante, lorsqu'il n'existe aucune trace d'irritation ; un semblable traitement deviendrait funeste. C'est alors que nous avons ranimé avec avantage l'action des vaisseaux absorbans, par les hydragogues et les diurétiques actifs.

Les signes de ces diverses variétés d'hydropisie ont été souvent fort obscurs ; aussi mettions-nous toute notre attention à observer si le médicament prescrit causait une irritation nuisible, ou une évacuation salutaire. Les théories sont, dans ces cas incertains, un guide bien infidèle.

Les diurétiques, dont l'action est moins irritante, nous ont en général mieux réussi que les purgatifs hydragogues. Nous avons eu de fréquentes occasions d'observer les heureux effets du vin blanc diurétique, des sels unis aux substances végétales propres à augmenter la sécrétion des urines.

Les préparations de scille et de digitale pourprée ont opéré un effet plus avantageux dans l'hydropisie de poitrine. Nous avons recueilli un grand nombre d'exemples de guérison obtenue par leur emploi ; leur effet a souvent été tellement sensible, que les symptômes de cette grave maladie ont diminué après les premières doses de ces remèdes. Toutefois, leur administration ne doit pas être exempte de précautions, puisqu'ils exercent une action nuisible sur les estomacs irrités; mais l'œil du praticien exercé ne s'arrête pas aux altérations d'un seul organe; l'expérience lui a appris que les maladies sont rarement simples.

L'hydropisie du péricarde a aussi cédé plus d'une fois aux préparations de scille et de digitale pourprée.

Ce n'est pas à l'Hôtel-Dieu que nous avons pu compter des exemples de guérison d'hydrocéphale aiguë; les enfans qui en étaient atteints, n'ont été apportés dans cet hôpital que lorsque cette maladie ne laissait entrevoir aucune espérance.

Nous allons reprendre l'ordre de la nosographie, dont nous ne nous sommes écartés que pour vous présenter le tableau des maladies d'un même système d'organes.

Péripneumonie.

Il n'est point de viscère parenchimateux plus exposé à l'inflammation que les poumons; leur importante fonction et le nombre des vaisseaux qui les pénètrent l'expliquent assez.

En énonçant cette pensée, que dans l'homme les plus grands troubles de la circulation se passent dans la poitrine, nous n'avons établi qu'une proposition démontrée par l'expérience. La péripneumonie, qui a été beaucoup plus fréquente dans les salles d'hommes que dans celles des femmes, en est une preuve.

Les hommes atteints de cette maladie ont été en si grand nombre au printemps et dans le cours de l'été, que nous avons dû plusieurs fois la considérer comme épidémique. Plus franche dans la première de ces deux saisons, elle prenait, pendant les chaleurs, le caractère de péripneumonie bilieuse, si exactement décrite par Stoll. Lorsque le printemps a été froid et sec, elle s'est liée à l'inflammation de la plèvre; et quand cette saison était pluvieuse, elle succédait au catarrhe.

Simple, la péripneumonie s'est terminée heureusement dans le premier septenaire, ou dans le cours du deuxième, soit que l'on ait employé la saignée, soit que pendant l'été plusieurs de nos collègues aient employé la méthode évacuante de Stoll, soit enfin, que l'on n'ait eu recours qu'à la méthode délayante. Cette observation générale prouve que dans bien des cas on peut s'abstenir d'une méthode active.

Il n'en est pas ainsi lorsque par sa violence elle compromet la vie. Alors, fidèle aux préceptes consacrés par l'expérience, nous l'avons combattue avec avantage par les saignées copieuses et réitérées. Quelquefois elles sont insuffisantes, c'est lorsque l'inflammation marche rapidement avec une extrême intensité ; les poumons hépatisés ne se laissent plus pénétrer par l'air, et exercent leur influence mortelle ; les malades meurent comme suffoqués. L'hépatisation moins étendue a été quelquefois la source d'une suppuration mortelle.

Hépatite.

L'hépatite, qui s'est toujours montrée avec des signes plus obscurs, a été bien moins fréquente que la péripneumonie. C'est ordinairement dans l'été que nous l'avons observée. L'ictère qui l'a accompagnée n'a souvent aussi été produit que par une cause morale, ou par une irritation passagère de l'estomac.

Ramolissement du cerveau.

Le cerveau, dont les vaisseaux échappent par leur ténuité aux regards des anatomistes, est rarement le siége de l'inflammation ; plus souvent ses membranes en sont atteintes. Les observations du professeur Lallemand, et les travaux de plusieurs médecins distingués, ont jeté un nouveau jour sur l'inflammation et le ramollissement de l'encéphale. Nous avons recueilli quelques exemples de cette maladie, dont les symptômes ont été si exactement distingués de ceux de l'épanchement sanguin par le professeur de Montpellier. Instruit par ses lettres savantes, nous avons eu occasion d'annoncer l'existence du ramollissement, et de le constater par l'autopsie.

Les reins ont été plus rarement atteints d'inflammation.

Le rhumatisme, phlegmasie des organes musculaires et du système fibreux, est encore l'une des maladies que produit communément la disposition vicieuse de nos habitations. Il n'est personne qui n'ait senti la différence de température qui existe entre les quais que le soleil échauffe, et les rues étroites et humides où l'on ne l'aperçoit qu'à peine. Cette différence est plus sensible encore dans les allées sombres, et dans les magasins obscurs où l'on est exposé à un courant d'air dangereux, lorsque le corps est couvert de sueur. Rhumatisme.

Les rhumatismes que nous avons observés à l'Hôtel-Dieu, ont été le plus ordinairement produits par ces transitions promptes et par l'exposition fréquente à un courant d'air froid ou humide. Les hommes adultes, livrés à des travaux actifs, en ont été plus souvent affectés.

Nous avons vu le rhumatisme aigu céder aux évacuations sanguines générales et locales, aux boissons délayantes, à la diète et au repos. C'est dans le rhumatisme chronique que les rubéfians, et surtout les vésicatoires volans, ont été employés avec le plus d'avantage. Les douleurs périodiques ont disparu après l'administration du quinquina. Ce remède m'a délivré promptement d'un rhumatisme articulaire, qui me faisait éprouver pendant la nuit les douleurs les plus aiguës.

Je profitai de cette maladie pour me soumettre moi-même à une expérience propre à éclairer un point de thérapeutique, sur lequel les opinions des auteurs varient. Afin de connaître celui des sels auxquels on unit le quinquina pour favoriser les sécrétions, qui fait le plus ressortir son amertume, j'y joignis successivement le nitrate de potasse, le sulfate de soude, le tartrite acidule de potasse, et le carbonate de magnésie : uni aux trois premiers, le quinquina conserva toute son amertume, que rendait plus désagréable encore la saveur du sel, principalement celle du tartrite acidule de potasse. Le carbonate de magnésie, au contraire, masqua tellement cette amertume, que je n'éprouvai plus cette répugnance que m'avaient causée les sels précédens. Les praticiens, qui ont souvent tant de peine à faire prendre les remèdes les plus salutaires, savent de quelle importance il est d'emmieller, pour ainsi dire, les bords du vase.

MALADIES DES ORGANES DE LA CIRCULATION.

La classe des hémorragies appartient au trouble des fonctions des organes de la circulation.

Le cœur, les gros troncs artériels et les vaisseaux capillaires ont été altérés dans leur tissu et dans leurs fonctions.

Anévrismes.

Les anévrismes du cœur, plus fréquens que ceux de l'aorte, avaient le plus souvent leur siége dans le ventricule droit. Nous avons confirmé cette observation, que l'anévrisme du ventricule gauche dispose à l'apoplexie ; dans un homme qui mourut subitement, l'autopsie fit reconnaître la dilatation de cette cavité, et une congestion des vaisseaux de la pie-mère.

Le docteur Ozanam a vu l'anévrisme de la crosse de l'aorte comprimer les bronches, de manière à altérer la voix et la respiration, et à présenter l'apparence d'une phthisie.

L'artère pulmonaire a été le siége d'un anévrisme volumineux, sur une femme dont la respiration ne se faisait qu'avec une difficulté extrême, et dont la peau présentait la couleur bleue de la cyanose. Il n'existait aucune communication entre les cavités droites et les cavités gauches du cœur.

Polypes. Les polypes adhérens ont été si rares, que nous ne pouvons en citer qu'un exemple. C'est celui d'un jeune homme qui éprouvait depuis long-temps des palpitations irrégulières, et qui succomba, ayant le corps tuméfié par la leucophlegmatie. L'artère aorte était dilatée près de son origine, par une tumeur résistante du volume d'un œuf ; c'était un polype rouge, sarcomateux, inégal dans sa circonférence, qui adhérait par une base de quelques lignes à la membrane artérielle, dont la couleur n'était point altérée. Il avait entièrement intercepté le cours du sang.

Il est des palpitations qui, par leur force et leur durée, simulent l'anévrisme, ou sont peut-être le commencement de cette maladie, et qui cessent par l'emploi des moyens propres à diminuer l'action du cœur. M. le docteur Dupuy nous en a communiqué une observation.

L'inflammation de la membrane interne des gros vaisseaux, dont la connaissance est due aux progrès de l'anatomie pathologique, s'est présentée deux fois à notre observation. Elle avait imprimé une couleur rouge foncé à la membrane interne du cœur, des artères et des veines. Dans l'un de ces exemples, cette couleur s'étendait jusqu'aux vaisseaux de l'avant-bras et de la jambe, où elle cessait d'exister. Les signes de cette maladie sont tellement obscurs, que l'on n'avait pu présumer son existence.

La vie eût été trop souvent compromise si la nature n'eût mis les gros vaisseaux à l'abri des maladies, par leur situation et par leur organisation. Mais les vaisseaux capillaires qui s'offrent de toute part, et qui partagent presque toujours les altérations des organes, peuvent être atteints dans leur tissu sans danger, si l'organe qu'ils pénètrent est peu important à la vie ; les inflammations et les hémorragies en sont une preuve.

HEMORRAGIES.

Les hémorragies ont été peu nombreuses, sur un aussi grand nombre de malades, si nous en exceptons les pertes utérines.

Hémoptysie.

L'hémoptysie a été quelquefois produite par la déviation de la menstruation, dont le retour a opéré la guérison. Plus ordinairement elle a été le prélude ou un symptôme de la phthisie.

Une femme, atteinte d'hémoptysie fréquente et forte, entra à l'hôpital; elle succomba à une phthisie aiguë, dont la marche fut extrêmement rapide. On trouva les poumons garnis d'une infinité de granulations miliaires et lardacées. Plus souvent l'autopsie nous a montré la dégénérescence de la phthisie tuberculeuse, dans ses différens degrés.

L'hôpital a été le dernier asile de plusieurs musiciens atteints d'abord d'une hémorragie des organes de la respiration, ensuite de phthisie.

L'art n'a obtenu de succès dans cette espèce d'hémorragie, que lorsqu'elle était produite par la pléthore, ou par une irritation passagère.

Hématémèse. L'hématémèse, beaucoup plus rare, n'est pas accompagnée de moins de danger, puisque l'estomac est le principal organe de la digestion. Toutefois, nous avons vu cette hémorragie, lorsqu'elle était accidentelle et légère, disparaître sous l'emploi des moyens astringens et mucilagineux, aidés d'une diète un peu sévère.

D'autres variétés n'ont pu céder à aucun moyen. Un homme adulte, bien constitué, d'une pâleur effrayante, était atteint d'un vomissement de sang qui reparaissait depuis quelques mois, malgré la diète, le repos et les remèdes sagement prescrits par plusieurs médecins. Il succomba à l'une de ces hémorragies dont la cause n'était point connue. L'ouverture du cadavre montra tous les gros vaisseaux, toutes les veines vides de sang; les organes n'étaient plus colorés; l'estomac seul, dans sa partie voisine du pylore, nous présenta un espace dont les vaisseaux capillaires étaient injectés de sang. Il n'y avait aucune autre désorganisation.

Cet exemple d'anémie, la plus complète que nous ayons vue, est aussi l'une des observations les plus importantes que nous ayons recueillies. Elle prouve que les traces d'inflammation que l'on remarque sur les cadavres, ne sont pas toujours une preuve que l'on n'a point assez tiré de sang; il est un autre élément de l'inflammation plus à craindre que la présence de ce fluide, que la saignée ne combat point. Cette observation nous a paru digne d'être méditée.

L'épanchement de sang qui se fait dans le tissu d'un organe, dans la substance du cerveau, par exemple, est aussi une hémorragie intérieure, mais par rupture des vaisseaux capillaires. Le docteur Lusterbourg nous a transmis l'observation intéressante d'une personne qui, Apoplexie.

après quatre attaques d'apoplexie dans l'espace de huit ans, présenta quatre épanchemens dans le tissu du cerveau; le sang que renfermait une cavité située vers la base du cerveau, était plus abondant et moins altéré; c'était probablement celui qui avait causé la dernière attaque. Le sang des autres épanchemens formait des caillots plus consistans et moins volumineux; la partie séreuse avait été absorbée; le cerveau les entourait d'une membrane, à la faveur de laquelle, sans doute, s'était opérée cette absorption. Ainsi, le médecin surprit en quelque sorte la nature dans le travail par lequel s'opérait la guérison. La paralysie avait cessé quelque temps après les premières attaques.

Nous faisons le plus grand cas des recherches de M. Rochoux sur l'apoplexie; mais l'observation ne nous permet pas d'admettre avec lui qu'on ne doive donner le nom d'apoplexie qu'au seul épanchement de sang dans la substance cérébrale. Cet épanchement n'existait pas dans l'observation que nous avons citée d'une apoplexie, suite d'un anévrisme du ventricule gauche du cœur. Dans une femme, attaquée de maladie de matrice, qui mourut subitement après avoir mangé, sans que le cerveau eût paru malade, nous trouvâmes les ventricules de ce viscère distendus par de la sérosité.

MALADIES DES FEMMES.

Les hémorragies dont nous venons de parler n'ont point été aussi fréquentes, à beaucoup près, que les hémorragies utérines.

Le nombre des femmes que nous avons eu à traiter dans le laps de temps que nous avons embrassé, est de 15,664. Il excède de plus de 2,000 celui des hommes reçus dans les salles des fiévreux civils.

Non-seulement les maladies que nous avons déjà parcourues sont influencées par le trouble qui survient dans les fonctions de la matrice, mais encore ce sexe faible, dont le système nerveux est plus développé, en présente qui lui sont particulières.

Chlorose.

L'âge nubile annonce une nouvelle vie qui cherche à se répandre; mais il développe une fonction qui est la source de bien des maladies.

La première apparition de la menstruation signale cet âge; des causes variées peuvent s'opposer à son développement. La faiblesse de la constitution et une vie sédentaire ont été les causes ordinaires de la chlorose, dans laquelle le visage, loin de se colorer des roses du printemps de la vie, devient d'une pâleur extrême.

Cette maladie, à laquelle se joint un état de langueur, ne se montre guère dans nos salles que lorsqu'elle est liée à une autre affection; le séjour d'un hôpital est contre elle d'une faible ressource.

Aménorrhée. Dans de plus fortes constitutions, le retard de cette première apparition, comme celui de la menstruation bien établie, produit une foule de maladies classées dans le cadre nosologique. Les symptômes sont d'autant plus prononcés, que la rétention ou la suppression est plus complète et plus longue. L'immersion d'une partie du corps dans l'eau froide, et les affections morales vives, en ont été les causes les plus communes. C'est en rétablissant le cours de cette évacuation périodique, que nous avons obtenu la guérison de ces maladies, dont une partie s'accompagnait de symptômes alarmans. L'application des sangsues, aux époques périodiques, près du siége naturel de cette évacuation, est le moyen par lequel nous avons obtenu le plus de succès, bien que nous ayons eu recours à d'autres remèdes appropriés aux diverses constitutions. L'exercice, qui est si salutaire dans ce cas, et auquel on ne peut se livrer dans un hôpital, nous a souvent engagé à conseiller l'habitation de la campagne, et le retour dans les lieux auxquels se rattachent les souvenirs de l'enfance.

Les remèdes les plus favorables au rétablissement des règles supprimées, n'ont été employés qu'avec la plus grande circonspection dans quelques cas. Bien des jeunes personnes, victimes d'un instant de faiblesse, se sont présentées comme atteintes d'une suppression dont elles n'osaient dévoiler la cause. La prudence nous obligeait à temporiser jusqu'à une époque à laquelle la grossesse n'était plus un secret pour le médecin.

Dans le cours de la grossesse, nous avons eu à combattre les accidens de l'avortement, produits par de mauvais traitemens, par des manœuvres plus qu'imprudentes et par des maladies. Avortement.

Si l'avortement est quelquefois suivi de graves accidens, il peut être, rarement il est vrai, un moyen de guérison. Une revendeuse qui pendant sa grossesse avait été exposée à la pluie, était atteinte d'une hydropisie générale; son corps avait acquis un volume énorme qui nous inspirait des craintes pour sa vie. Elle accoucha d'un enfant mort, au septième mois de la grossesse, et rendit par les voies naturelles une si grande quantité de sérosité, que ce fluide ruisselait sous son lit inondé. L'enflure du corps et des membres disparut; neuf jours après l'accouchement elle sortit de l'hôpital guérie.

Suppression des lochies.

Les maladies qui succèdent à l'accouchement nous ont offert un degré de gravité plus grand. La péritonite puerpérale dont nous avons parlé et l'inflammation de l'utérus, ont été les plus ordinaires. La suppression des lochies devient, dans le traitement de ces maladies dangereuses, la source de l'indication principale. L'application réitérée des sangsues, par laquelle on peut remplacer ou rétablir les lochies, a été pour nous le plus puissant moyen de guérison.

Pertes utérines.

Des pertes abondantes ont aussi succédé à l'accouchement, soit après une déplétion prompte de la matrice, soit par le défaut de contraction de cet organe, soit par l'emploi imprudent d'un moyen stimulant, quelquefois par une affection morale triste. Cet accident dangereux, et dont l'issue funeste peut être prompte, a été combattu par les remèdes astringens et par le rétablissement des contractions de l'utérus.

Lorsque les pertes se renouvelaient à l'âge critique, elles ont été souvent le prélude de maladies organiques de la matrice, telles que le squirre ou le cancer.

Nous sommes parvenu à guérir un assez grand nombre de squirres de matrice, par la méthode antiphlogistique et fondante, dans laquelle nous avions recours à des applications réitérées de sangsues ; mais lorsque le cancer était ulcéré, la mort en était le résultat. Dans ce cas, l'autopsie nous a laissé apercevoir une désorganisation qui avait dénaturé, détruit ou confondu le tissu des organes, et établi des fistules entre l'utérus et les parties qui l'avoisinent. Squirre.

La leucorrhée est l'une des maladies auxquelles dispose le séjour des grandes villes. Lorsqu'elle n'était que l'effet d'une irritation passagère, elle disparaissait sous l'emploi des moyens propres à détruire cette irritation. Mais lorsqu'elle était constitutionnelle elle résistait au traitement. Elle est quelquefois si abondante, qu'elle produit une sensation douloureuse de l'estomac et trouble la digestion. Les toniques astringens ont appaisé ces symptômes et diminué la perte. Leucorrhée.

Il nous a été quelquefois difficile de distinguer la leucorrhée d'un flux semblable causé par la syphilis, lorsque la personne cachait la cause qui l'avait produite.

L'hystérie est encore une maladie bien ordinaire dans nos salles ; tantôt indépendante des Hystérie.

troubles de la circulation, elle est le produit d'une aberration de la sensibilité de la matrice; tantôt elle succède à une suppression menstruelle. Les cris aigus, les convulsions, un sentiment de suffocation, sont l'effet ordinaire des désordres que produit l'hystérie.

Le docteur Pointe a vu l'épilepsie se confondre avec l'hystérie, et céder à l'emploi des antiphlogistiques.

Epilepsie.

Dans d'autres circonstances l'épilepsie a conservé tous ses caractères. Une fille, poursuivie par un taureau, fut tellement effrayée que ses règles se supprimèrent. Elle devint épileptique. Dans un accès de cette triste maladie elle tomba au feu, et se brûla la main de telle manière, que pendant la formation de la cicatrice les doigts s'unirent à la paume de la main. Une opération pratiquée dans les salles de chirurgie, lui rendit l'usage de ses doigts. Elle vint ensuite dans les salles de médecine; nous lui prescrivîmes, à des époques périodiques, la valériane unie à l'aloës et à l'assa-fœtida; la menstruation, supprimée depuis plusieurs années, se rétablit, et les accès épileptiques cessèrent de reparaître.

La folie, produite par une aberration de sensibilité des organes génitaux, s'est présentée une fois dans notre salle. Elle troublait au plus haut point la raison d'une jeune fille, dont le visage devenait toujours riant et animé à l'aspect d'un homme. Les bains, la diète, la saignée et l'emploi des remèdes les plus tempérans, rétablirent sa raison.

NÉVROSES.

Puisque l'esquisse que je viens de vous présenter sur les maladies des femmes, nous a conduit insensiblement aux névroses, nous allons examiner cet ordre de maladies dans différens organes.

Le cerveau, qui perçoit toutes les impressions douloureuses et d'où partent ordinairement les mouvemens convulsifs, est troublé dans ses fonctions de diverses manières.

Manie.

La manie a été observée quelquefois à l'Hôtel-Dieu. Nous en avons cité un exemple dans lequel l'utérus était le point de départ de la maladie ; nous pouvons ajouter celui de la femme d'un militaire, qui en fut affectée pendant l'allaitement ; sa guérison, opérée dans l'espace de trois semaines, confirme l'observation du professeur Pinel, qui place cette variété au nombre des manies les plus faciles à guérir.

Epilepsie.

L'épilepsie a été combattue avec succès par les antispasmodiques, lorsqu'une affection morale l'avait causée ; par le rétablissement d'une évacuation périodique, lorsque la suppression l'avait produite. Tous les remèdes ont échoué dans l'épilepsie causée par une désorganisation du cerveau. On sent quelle doit être, dans tous les cas, la nullité d'un remède empirique qui ne détruirait point la cause de cette maladie.

Un homme atteint d'épilepsie depuis dix années, vint terminer sa vie à l'Hôtel-Dieu. L'ouverture du corps nous fit découvrir une altération qui s'étendait directement de l'extérieur du crâne au centre du cerveau ; la substance cérébrale était rouge et plus consistante depuis la surface de l'organe encéphalique jusqu'au ventricule du même côté ; la partie correspondante de la dure-mère, du pariétal et du péricrâne, était parcourue d'une multitude de vaisseaux capillaires extrêmement développés. Cette observation donne lieu aux deux réflexions suivantes : d'abord l'inflammation n'est point arrêtée par la séparation qu'établit entre les organes une membrane séreuse, non adhérente ; déjà nous l'avions remarqué dans les inflammations de poitrine ; en second lieu, si une phlegmasie aiguë produit le ramollissement du cerveau, l'inflammation chronique peut causer son induration.

Nous ne pouvons passer sous silence un genre d'induration que nous a présenté une jeune fille de douze ans, qui depuis deux années éprouvait des douleurs de tête. La substance cérébrale présentait au-dessus des ventricules, dans les corps cannelés et vers la partie supérieure de la protubérance annulaire, huit corps arrondis du volume d'une noisette et distincts de la substance du cerveau par une circonférence rougeâtre ; ces corps étaient d'un blanc faiblement jaunâtre et durs; deux étaient comme lardacés dans leur centre qui résistait à la pression des doigts et à l'action du scalpel. La surface du cerveau était couverte, dans plusieurs parties, de larges taches rouges. Aucun trouble n'avait existé pendant la durée de la maladie, dans les fonctions du cerveau, des organes des sens et des muscles. Pendant les derniers jours, la douleur de tête s'était accrue et avait produit des vomissemens et la dilatation de la pupille.

Le delirium tremens a été observé deux fois par le docteur Pointe ; il avait été produit par des boissons alcoholiques. Le trouble de l'intelligence et les contractions musculaires existaient au plus haut degré dans l'un de ces cas. Le docteur Pointe fit usage de l'opium, conseillé dans cette maladie; il porta la dose jusqu'à huit grains en un jour; et il prescrivit le petit-lait pour boisson. Les malades furent guéris en peu de jours.

Rage. La rage, qui a été classée parmi les névroses, et qui, selon les observations que nous avons publiées, paraît une phlegmasie spécifique des voies aériennes, comme la variole est une phlegmasie spécifique de la peau, n'a été observée qu'une fois à l'Hôtel-Dieu, depuis trois années. Elle atteignit une dame de Francheville, qui avait été mordue à la lèvre par un chien, et qui succomba malgré l'excision et la cautérisation de la plaie, et malgré l'emploi d'un remède secret donné comme spécifique.

Un jeune homme mordu aux deux bras et immédiatement sur la peau, entra à l'Hôtel-Dieu dans le cours de l'été dernier; il avait été profondément cautérisé par M. le docteur Chapeau, avec le muriate d'antimoine, bien préférable au feu; nous le mîmes à l'usage du camphre, du musc à haute dose, et de la tisane de feuilles d'oranger. Il est parfaitement guéri. Nous pensons que c'est à la profonde cautérisation qu'il doit sa guérison.

Nous ne pouvons nous empêcher d'exprimer,

à l'occasion du traitement de cette maladie, notre surprise de ce que le baron Larrey ait publié récemment que l'on trouverait probablement le spécifique contre ce virus, dans l'acide hydrochlorique (Considérations sur la fièvre jaune, Paris, 1822, page 20). Nous sommes tout aussi étonné que cet homme, justement célèbre, ait donné comme un exemple de rage l'observation d'un tétanos bien caractérisé, survenu trente jours après une amputation. Les grands chirurgiens de la capitale sont donc quelquefois en arrière des connaissances acquises[1].

[1] Nous saisissons encore cette occasion pour rapporter une expérience qui prouve que le mucus des bronches est le véhicule du virus de la rage, ainsi que les observations que nous avons publiées nous ont porté à le croire.

Deux chiens ont été inoculés à l'école vétérinaire avec le virus des bronches de chiens enragés. Dans l'une de ces expériences, le mucus avait été pris après la mort de l'animal; il n'eut aucun résultat. Mais dans la seconde, le mucus fut pris sur l'animal vivant, dans la dernière période de la rage. Après avoir incisé le col et mis à découvert la trachée-artère, on en coupa quelques fragmens près de l'origine des bronches, on en frotta de petites incisions faites sur le dos d'un chien, le 30 août 1821. Le 15 septembre la voix était rauque, le chien aboyait en hurlant; le 20 il donna les premiers signes de la rage déclarée; il cessa de manger, cherchait à se jeter sur des poules, sur des chiens, et s'élançait contre les élèves de l'école, qui ont assisté à l'expérience en grand nombre; le 21 il mangea ses excrémens; le 22 il mordit avec fureur le parapluie du docteur Girard et deux chiens qui furent conduits auprès de lui; le 23 il mordit avec une vive agitation

Névroses des organes de la respiration.

Les névroses des organes de la respiration nous ont offert peu de considérations importantes.

Nous avons vu peu d'angines de poitrine, un grand nombre d'asthmes toujours augmentés par le froid et l'humidité, et un assez grand nombre de coqueluches. Un enfant atteint de cette dernière maladie depuis un mois, vint mourir à l'hôpital, trois jours après l'éruption de la petite vérole ; ses poumons étaient hépatisés.

Névroses des organes de la digestion.

Colique des peintres.

Il est une névrose des organes de la digestion, qui se présente souvent à l'Hôtel-Dieu : c'est la colique des peintres. Elle atteint le plus ordi-

ses pattes et les objets qui lui furent présentés ; il expira le 24.

Le larinx et la trachée-artère enflammés contenaient beaucoup de mucus écumeux.

L'un des chiens qu'il avait mordus commença à boiter le 24 octobre du membre où une morsure avait été faite, et qui fut ensuite paralysé. Le 25 il refusa de manger ; les mouvemens devinrent convulsifs, la respiration difficile. Ce chien mordit et avala de la paille qui fut trouvée dans son estomac ; il mourut le 29.

Ces faits semblent prouver que le virus perd son activité après la mort ; la bave qui communiqua la rage, dans une expérience faite à l'Hôtel - Dieu de Paris par MM. Magendie et Breschet, avait été prise sur un homme vivant. Souvent on a vainement tenté l'inoculation après la mort.

Nous avons retardé la publication de cette expérience, dans l'intention d'en faire de nouvelles, persuadé qu'un seul fait ne suffit pas pour établir une théorie ; l'occasion ne s'est point présentée. Nous devons à la complaisance de M. Renard, professeur de l'école vétérinaire, qui nous a aidé, la facilité que nous avons eue de la faire.

nairement les ouvriers employés à piler la céruse. Cette substance semble porter son action spécifique sur la membrane musculaire des intestins, à laquelle elle imprime un état de contraction spasmodique et douloureuse, sans irriter les membranes muqueuse et séreuse.

L'opium et les purgatifs dissipent le spasme douloureux et rétablissent le mouvement péristaltique des intestins; aussi, sans nous assujettir aux détails des formules empiriques du traitement de la Charité de Paris, employé avantageusement dans plusieurs salles, nous nous sommes borné à l'emploi rationnel de l'opium et des lavemens purgatifs, à des doses déterminées par la violence de la douleur et par la constipation. Nous avons constamment obtenu une guérison prompte.

Névroses génitales.

Nous terminerons l'histoire des névroses par deux observations de ce genre de maladie, dans lesquelles les organes génitaux de l'homme étaient affectés d'une manière bien différente.

Satyriasis.

Un chapelier âgé de 60 ans, d'une constitution athlétique, avait eu plusieurs femmes et se livrait à l'acte funeste de l'onanisme qu'il répétait chaque jour six ou sept fois depuis son enfance, avec la fureur que cause le satyriasis. Ses forces musculaires furent tellement anéanties, que, transporté à l'hôpital, il pouvait à peine soulever la tête et les bras. Son corps était encore gras, et les fonctions de la vie organique ne paraissaient point altérées. Il fut soumis à un traitement tonique. Les forces se rétablirent lentement; il sortit à peu près guéri de sa faiblesse extrême par les remèdes, et du vice qu'il avait eu, par la frayeur que lui avait inspiré cette maladie. Il réitéra la promesse d'être sage.

Anaphrodisie. Le second exemple est celui d'une anaphrodisie constitutionnelle. Un tailleur, âgé de 28 ans, pâle, faible, ayant les cheveux rouges, était marié depuis plusieurs années. Il entra à l'hôpital, implorant les secours de la médecine contre une impuissance qui ne lui avait pas permis d'accomplir son hyménée. Déjà il avait consulté plusieurs médecins et pris vainement les remèdes qu'on lui avait indiqués. A l'hôpital, les toniques variés furent sans effet, au grand déplaisir de la mère de sa femme; elle lui adressa en ma présence des reproches qui restèrent sans réponse.

Syphilis. On ne reçoit pas à l'Hôtel-Dieu les personnes atteintes de la syphilis, que l'érudition du célèbre Astruc a fait regarder comme une maladie apportée d'Amérique, quoiqu'on en trouve les symptômes dans des ouvrages antérieurs à la découverte du Nouveau-Monde. Mais si les réglemens les repoussent, elles s'y introduisent, affectées de quelque autre maladie.

La syphilis ne peut y être soumise à un traitement complet. Les malades qui craignent d'affaiblir l'intérêt que leur situation inspire, ou d'être renvoyés, ne dévoilent ce mal qu'après un long séjour à l'hôpital; puis ils sortent lorsque les symptômes sont légers.

Il est une salle dans laquelle les syphilitiques sont admis, et où ils prolongent quelquefois leur séjour; c'est la salle des hommes payans. Là, j'ai eu l'occasion de renouveler quelques remarques faites à l'hôpital qui fut établi à Perrache pendant la seconde invasion.

J'eus à traiter dans cet hôpital dont le soin m'était confié, six cents vénériens des armées étrangères. Dans le principe, la plupart jetaient leurs remèdes, par la crainte sans doute d'être empoisonnés. Pour découvrir les coupables, je prescrivis les préparations mercurielles à haute dose, dans l'intention de produire la salivation; ceux qui ne salivèrent point furent mis à la diète; alors les remèdes furent pris exactement.

Quelques malades éprouvèrent une inflammation douloureuse et générale de la membrane muqueuse de la bouche et du pharynx, et des ulcères. Ces accidens persistaient malgré la suppression du mercure et l'emploi des bains, des gargarismes, des laxatifs, etc. J'employai en gargarisme la dissolution d'extrait de Saturne; ce moyen diminua l'inflammation et la salivation; mais il rendait les dents noires, et leur couleur blanche était fort longue à reparaître, ainsi que l'avait observé le docteur Labonnardière. Je fis appliquer sur les parties les plus affectées une pommade douce, composée d'axonge de porc trituré avec du miel, ou un sirop narcotique lorsque les douleurs étaient vives; les symptômes cédèrent promptement aux applications réitérées de ce remède [1]. Depuis cette époque l'expérience m'a convaincu que cette pommade douce est un moyen très-avantageux contre toutes les inflammations de la bouche.

Dans le même hôpital, où j'ai varié le traitement, j'ai obtenu les plus heureux effets de la poudre de mercure soluble dans les ulcères vénériens stationnaires. J'en couvrais la surface;

[1] Pommade douce. — Axonge de porc, trois onces; sirop d'opium, une once; essence de roses, quatre gouttes.

quelques applications suffisaient pour enlever la suppuration blanche qui adhère à leur fond, pour les rougir et rendre la guérison plus prompte.

Le scorbut est toujours léger et peu fréquent dans les salles des malades civils. Plus commun dans celles des militaires, il y présente plus d'intensité. Le docteur Gueyrard l'a combattu par l'emploi des remèdes antiscorbutiques. Le docteur Polinière a guéri par la méthode antiphlogistique le scorbut inflammatoire; dans d'autres cas il a obtenu plus de succès par les médicamens antiscorbutiques. Scorbut.

L'Hôtel-Dieu renferme toujours un grand nombre de personnes atteintes de vice scrofuleux. C'est pour cette classe de malades surtout que nous désirons qu'une cour spacieuse soit conservée, dans les travaux que fait exécuter en ce moment l'administration des hospices. Scrofule.

Si la matrice et le sein sont le siége ordinaire du cancer chez les femmes, dans l'homme l'estomac et l'intestin cœcum en sont aussi affectés. Nous avons vu l'ouverture ileo-cœcale oblitérée par la désorganisation cancéreuse, les matières et les gaz retenus, et causer une tympanite contre laquelle il ne saurait y avoir de moyen de guérison. Cancer.

Diabète. Plusieurs personnes atteintes de diabète se sont présentées à l'Hôtel-Dieu ; l'une d'elles rendait quinze à vingt pintes d'urine par jour. Ces malades n'ont obtenu aucune amélioration par leur séjour dans les salles.

Tel est, Messieurs, le tableau rapide de nos succès et de nos revers. En terminant la tâche honorable qui nous a été imposée, nous exprimons le regret de n'avoir pu enrichir ce Compte-Rendu des détails intéressans que nos collègues nous ont communiqués sur diverses maladies ; les limites de notre travail nous ont privé de ce précieux avantage.

Dépositaires de la vie de 35,000 malades accablés par le besoin et par la douleur, nous avons réuni tous nos efforts pour diminuer leurs maux. Nous emportons l'idée consolante que par les soins de notre ministère, nous avons rendu un grand nombre de pères de famille à leurs enfans; et le sentiment du bien que nous avons fait est pour nous la plus douce récompense.

FIN.

www.ingramcontent.com/pod-product-compliance
Ingram Content Group UK Ltd.
Pitfield, Milton Keynes, MK11 3LW, UK
UKHW021112260726
13994UKWH00002B/855